AF318489

# ESQUISSE

## D'UNE HISTOIRE

# DES AMPUTATIONS,

ET PARTICULIÈREMENT

## DE LA MÉTHODE DE CELSE;

PAR

## M. A.-E. LACAUCHIE,

Chirurgien principal,
chirurgien en chef du corps expéditionnaire de la Méditerranée.

1850

PARIS. — IMPRIMÉ PAR E. THUNOT ET Cᵉ,
Rue Racine, 26, près de l'Odéon.

EXTRAIT
de la Gazette Médicale de Paris. — Année 1850.

# ESQUISSE

## D'UNE HISTOIRE

# DES AMPUTATIONS,

### ET PARTICULIÈREMENT

## DE LA MÉTHODE DE CELSE.

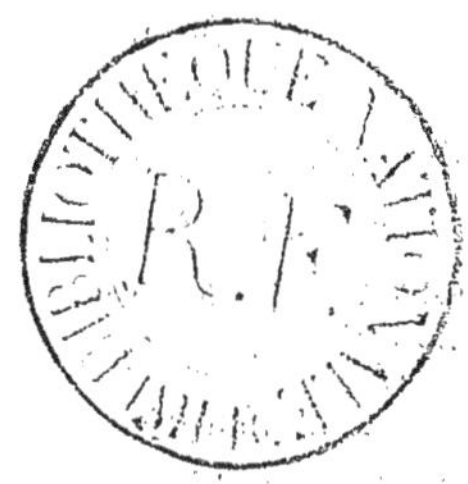
BIBLIOTHÈQUE NATIONALE
R. F.

§ I. — Parmi les auteurs qui se sont occupés des amputations, il en est peu qui ne se soient crus obligés de citer Celse; quelques-uns même l'ont traduit sur ce point, ou du moins ont pensé le traduire. De ces citations, de ces commentaires, il s'est formé dans la science deux opinions très-différentes : l'une prétend que ce sujet est à peine effleuré par l'auteur latin, et qu'on ne saurait voir dans son livre que l'ébauche d'une méthode; l'autre, au contraire, y trouve toutes les méthodes qui ont été imaginées depuis. Si ces deux opinions ont le mérite de se formuler nettement, elles ont le tort grave de ne se point justifier. Chacune d'elles est un lieu commun, ayant ses partisans et ses adversaires; aucune d'elles n'a ses preuves. On est d'autant plus en droit de le regretter que les hommes les plus éminents, depuis plus de trois siècles, se sont appesantis sur les amputations,

et que tour à tour cette question a été aux mains des praticiens, des spécu-
lateurs et des érudits.

Comment expliquer ce silence de tous les auteurs ? Est-ce dédain, est-ce
indifférence de leur part ? La réflexion nous fait penser que c'est tout sim-
plement embarras. — Par une convention, contre laquelle personne ne
semble s'être élevé, les amputations, dans Celse, n'ont jamais été vues ailleurs que dans les dernières lignes du dernier chapitre du septième livre ;
volontairement on s'est emprisonné dans un cercle qui se prête à la fois et
à l'accusation de barbarie, lancée par les uns, et à l'admiration professée
par les autres. Mais les premiers, tout en criant bien haut que c'est l'art à
son berceau, s'arrêtent tout aussitôt, surpris de trouver tant de maturité
dans l'élégant laconisme qu'ils nous donnent pour les langes de la chirurgie. Les admirateurs n'éprouvent pas moins de gêne : ils apprécient tout le
mérite du passage en litige ; chaque détail est pour eux un trait de lumière.
Ils reconnaissent que tout est prévu, calculé par Celse ; puis au moment
de raisonner, de motiver leur admiration, ils hésitent à leur tour et se tai-
sent, rendus indécis par les lacunes qui tronquent et compromettent la pensée de l'auteur.

§ II. — Celse n'a pas tracé le cercle dans lequel on s'enferme ; comme
aussi, toujours clair et précis, il n'a pas traité les amputations autrement
que les autres questions. Sobre de détails, Celse l'est plus encore de répéti-
tions. Sur tous les points il se complète lui-même, soit qu'il nous renvoie
à d'autres chapitres, soit qu'il nous laisse le soin de combler des vides qui
ne sont jamais qu'apparents. C'est avec un esprit imbu de ce sentiment, ou
disposé à l'accueillir dès qu'il se formera, qu'il faut aborder l'étude que nous
allons faire ; et en suivant pas à pas l'auteur, on voit l'alinéa du septième
livre prendre des proportions conformes à l'importance du sujet, par le
nombre et la précision des règles, par la nature des détails, par l'étendue de
la pensée ; et en finissant on a la conscience d'avoir lu un chapitre qui ne
le cède en rien à ce que nos meilleurs maîtres ont écrit de plus complet.

§ III. — Transcrivons d'abord le passage capital :

(Lib. VII, cap. 33.) « Gangrænam inter ungues alasque aut inguina
» nasci ; et si quando medicamenta vincuntur, membrum præcidi oportere,
» *alio loco mihi dictum est*. Sed id quoque cum periculo summo fit ; nam
» sæpe in ipso opere, vel profusione sanguinis, vel animæ defectione mo-
» riuntur. Verum hic quoque nihil interest, an satis tutum præsidium sit,
» quod unicum est. Igitur inter sanam vitiatamque partem incidenda scal-
» pello caro usque ad os sic est, ut neque contra ipsum articulum id fiat ;

» et potius ex sana parte aliquid excidatur, quam ex ægra relinquatur. Ubi
» ad os ventum est, reducenda ab eo sana caro, et circa os subsecanda est,
» ut ea quoque parte aliquid ossis nudetur. Dein id serrulâ prævidendum
» est, quàm proximè sanæ carni etiam inhærenti; ac tum frons ossis quam
» serrula exasperasit, lævanda est, supraque inducenda cutis, quæ sub ejus
» modi curatione laxa esse debet, ut quàm maxime undique os contegat.
» Qua cutis inducta non fuerit, id linamentis erit contegendum, et super id
» spongia ex aceto deliganda. Cætera postea sic facienda, in vulneribus in
» quibus pus moveri non debet, præceptum est. »

§ IV. — Les amputations sont présentées ici comme le dernier remède
que l'on doive opposer à la gangrène; mais faut-il en conclure, avec beaucoup d'écrivains, que les amputations n'étaient jamais faites que dans le
cas de gangrène? C'est une conséquence que nous n'admettons pas, et nous
nous fondons, pour la repousser, sur le texte même, qui dit bien que, dans
telles conditions déterminées, la gangrène conduit au sacrifice du membre,
mais qui ne laisse point entendre que ce fût le seul cas où la chirurgie arrivait à cette cruelle extrémité, et aussi sur ce que des livres écrits peu
d'années après Celse contiennent l'énumération formelle des états, autre que
celui de gangrène, qui commandaient les amputations.

§ V. — « Sed id quoque cum periculo summo fit; nam sæpe in ipso
» opere, vel profusione sanguinis, vel animæ defectione moriuntur. » Cette
phrase est celle qui, plus qu'aucune autre, a servi d'argument aux détrac-
teurs de l'antiquité; ils y ont vu un aveu décelant le chirurgien peu habitue
à ces redoutables opérations, ou ne les entreprenant qu'avec les ressources
insuffisantes d'un art qui vient de naître. Eh quoi! il y aurait eu faiblesse
de la part de Celse à écrire l'un des premiers ce que tout le monde a ré-
pété après lui! Quelques personnes diront que l'impuissance chirurgicale
de cette époque ne ressort pas tant du « sed id quoque cum periculo summo
» fit » que du « sæpe in ipso opere, etc., » qui vous indique que souvent les
amputations étaient interrompues par la mort des opérés, qu'emportaient
des hémorrhagies ou des syncopes mortelles, et mortelles parce qu'on était
sans armes contre elles.

Nous répondrons d'abord que de nos jours, et avec tout le luxe de nos
moyens hémostatiques, il est encore trop commun, pendant les amputations, d'être affligé par des sinistres, où nous en sommes réduits à dire
comme Celse : « Vel profusione sanguinis, vel animæ defectione moriun-
» tur. » Mais laissant de côté un argument dont on contesterait à bon droit
la valeur, arrivons avec franchise aux raisons que l'on fait valoir pour éta-

blir qu'alors la pratique chirurgicale était aussi périlleuse dans ses actes que timide dans ses résolutions. Ces raisons peuvent être formulées ainsi : on savait peu de chose de la nature du sang ; — on ignorait presque complétement la marche de ce liquide ; — on n'avait imaginé aucun moyen d'en suspendre le cours pendant les amputations ; — et enfin à l'hémorrhagie, conséquence obligée de la section des vaisseaux, on ne savait opposer qu'un moyen cruel et d'une efficacité contestable : le feu.

§ VI. — Reprenons ces assertions une à une : On savait peu de chose de la nature du sang ! Mais au liv. v, chap. ii, sect. iv, non-seulement Celse parle du sang, mais il s'excuse presque d'en parler, tant ce qu'il va dire est banal : « Sanguis omnibus notus est. » Un peu plus loin ne fait-il pas, en quatre lignes, des indications fournies par cette humeur, un résumé auquel on n'a rien ajouté : « Malus autem est sanguis nimium aut tenuis aut » crassus, colore vel lividus vel niger, aut pituita mixtus aut varius : opti- » mus calidus, rubens, modice crassus, non glutinosus, itaque protinus » ejus vulneris expedita magis curatio est, ex quo sanguis bonus fluxit. »

§ VII. — On ignorait presque complétement la marche du fluide san- guin ! C'est-à-dire que tout était empirisme dans les craintes qu'inspi- raient les hémorrhagies, et dans les moyens que l'art leur opposait. Peut-on l'admettre en présence des passages suivants (sect. v) : « Ubi aliquis ritus » est quo servari potest, protinus prospicienda duo sunt, ne sanguinis pro- » fusio, neve inflammatio interimat..... Si profusionem timemus, quod ex » sede vulneris et ex magnitudine ejus, et ex impetu ruentis sanguinis in- » telligi potest, siccis linamentis vulnus implendum est, supraque impo- » nenda spongia, ex aquâ frigidâ expressa, ac manu super comprimenda. » Si parum sic sanguis conquiescit, sæpius linamenta mutanda sunt : et si » sicca parum valent, aceto madefacienda sunt : id vehemens ad sangui- » nem supprimendum est : ideo que quidam id vulneri infundunt. Sed alius » rursus metus subest, ne, nimis valenter ibi retenta materia, magnam in- » flammationem postea maneat. Quæ res efficit, ut neque rodentibus me- » dicamentis, neque adurentibus, et ob id ipsum inducentibus crustam, » sit retendum ; quamvis pleraque ex his sanguinem supprimunt. Sed si » semel ad ea decurritur, iis potiùs quo mitiùs idem efficiunt. Quod si illa » profluvio vincuntur, venæ quæ sanguinem fundunt apprehendendæ, » circàque id quod ictum est, duobus locis deligendæ, intercidendæque » sunt, ut et in se ipsæ coeant, et nihilominùs ora præclusa habeant. Ubi » ne id quidem res patitur, possunt ferro candenti aduri. » — On le voit, dans toute plaie l'hémorrhagie est l'accident qui doit d'abord fixer l'atten-

tion du chirurgien, et sa gravité se déduit du siége de la plaie, de sa gran-
deur, comme aussi de la force du jet sanguin. Quant aux moyens qui doivent lui être opposés, l'énumération n'en est-elle pas complète et méthodique ? La compression et les astringents sont placés en première ligne,
comme moins dangereux pour les tissus ; puis vient la ligature des vaisseaux, et seulement en dernier lieu, et comme ressource extrême, le feu et
les caustiques. Auquel de ces moyens devait-on recourir dans les amputations ? — Nous verrons que la méthode de pansement admise par Celse
éloigne la pensée qu'il employait la compression seule, ou aidée de liqueurs
astringentes. Il se servait donc de la ligature ou des cautères. Les inconvénients attachés à l'emploi de ces derniers ne les amenant jamais que lorsque la ligature était impossible, nous sommes autorisés à croire que c'est à
cette dernière qu'il avait recours. — Dira-t-on que cette petite opération
n'est pas décrite ? Mais si on réfléchit qu'il faut moins d'une ligne à Celse
pour indiquer la ligature qui doit être faite au fond d'une plaie, on conce-
vra qu'il n'ait pas cru nécessaire de revenir sur ce point pour une ligature
bien plus facile, celle de vaisseaux béants à la surface de la plaie d'un membre amputé.

§ VIII. — On n'avait imaginé aucun moyen de suspendre le cours du
sang dans la partie sacrifiée. — Nous convenons que rien dans Celse n'indique, soit directement, soit indirectement, une manœuvre ou un instrument qui auraient été mis en usage à cet effet. Mais dans ce cas encore nous
devons accepter les lumières qui nous sont fournies par des auteurs du
même temps ; et lorsque Archigène nous dit : « Laqueo igitur constrin-
» genda, vel conserenda vasa sunt, ad partem secandam, ferentia, et in aliqui-
» bus totum membrum deligandum est, » nous ne pouvons admettre que
Celse ne connaissait pas des moyens qui sont indiqués comme appartenant
à la pratique habituelle. Nous le pouvons d'autant moins que la méthode
suivie pour la section des diverses parties molles exigeait, comme on le
verra, trop de précautions et trop de temps, pour qu'il soit possible de sup-
poser que la célérité de l'opérateur fût alors le seul moyen opposé à l'hémorrhagie.

§ IX. — « Igitur inter sanam vitiatamque partem incidenda scalpello
caro usque ad os sic est, ut neque contra ipsum articulum id fiat : et potiùs
ex sanâ parte aliquid excidater, quàm ex ægrâ relinquatur. » Le point où la
section des chairs doit être faite est nettement indiqué : c'est dans l'épaisseur des parties saines ; cependant, et dans tous les cas, on doit éviter de
faire cette section près d'une jointure. Les raisons sur lesquelles s'appuie

ce dernier précepte sont si connues que Celse s'abstient de les rappeler. Quelques tentatives ont été faites depuis contrairement à cette règle ; elles n'en ont mis que plus en lumière la sagesse incontestable. — Nous rappellerons en passant que cet *ut neque contra ipsum articulum id fiat,* est le passage sur lequel s'appuient bien à tort beaucoup d'auteurs, Vésale entre autres, pour compter Celse au nombre de ceux qui proscrivent les désarticulations. L'inattention seule a pu une première fois causer cette erreur qui s'est propagée ensuite par le mécanisme des citations sans contrôle, l'une des grandes plaies de nos livres.

§ X. — La section des chairs doit donc être faite avec un scalpel et aller jusqu'à l'os. Mais comment doit-elle être faite ? *Ubi ad os ventum est.....* nous indique que nous devons chercher dans les trois lignes précédentes le mode de section qui conduisait à l'os. Après avoir distrait de ces lignes ce qui est relatif au lieu de la section, à l'état des chairs dans lesquelles celle-ci doit être faite, à la nécessité de s'éloigner de la jointure, il ne nous reste pour nous fixer sur ce mode de section que ces quelques mots : « Igitur incidenda scalpello caro usque ad os est. » Mais comment doit-on couper cette chair ? Est-ce par une ou plusieurs sections ?

Attaquera-t-on la peau d'abord, et les muscles ensuite ? Le fera-t-on, pour ces diverses parties, à la même hauteur ou à des hauteurs différentes ? Plus on relit le passage, et moins on le devine. Était-ce donc un fait secondaire pour Celse, et chacun procédant arbitrairement, suffisait-il d'arriver à l'os ? Nous sommes loin de le penser : nous croyons, au contraire, que cette section avait alors toute l'importance qu'elle a eue depuis, et qu'elle n'était bien faite qu'autant qu'elle donnait un résultat que la suite indique, résultat qui lui-même conduit forcément à un mode opératoire bien déterminé. Mais pour ne point anticiper sur le texte, ajournons la discussion sur ce point et poursuivons : « Ubi ad os ventum est, reducenda ab eo sana » caro, et circa os subsecanda est, ut eâ quoque parte aliquid ossis nudetur. »

Ce passage, que nous croyons explicite, a cependant donné naissance à deux interprétations contradictoires : les uns y ont vu qu'il faut retirer vers la racine du membre les chairs divisées, et couper de nouveau, par une section circulaire, le cône de muscles profonds que leurs adhérences à l'os empêchent d'obéir à cette traction ; on exécuterait ainsi ce que nous verrons peut-être plus tard, la deuxième incision de la méthode de Louis. — D'autres y voient qu'il faut, non pas faire remonter les chairs, mais les *écarter* de l'os pour les couper par-dessous, autour de celui-ci, et de manière à le dénuder dans une certaine étendue.

Nous nous rangeons du côté de ceux qui adoptent cette seconde interprétation, et le texte, mis sous les yeux du lecteur prouvera que votre détermination repose sur la véritable signification des mots : « Dein id (os) » serrulâ præcidendum est, quàm proximè sanæ carni etiam inhærenti ; ac » tunc frons ossis quam serrula exasperavit, lævanda est, supràque indu» cenda cutis, quæ sub ejus modi curatione laxa esse debet, ut quàm » maximè undique os contegat. Qua cutis inducta non fuerit, id lini» mentis erit contegendum, et super id spongia ex aceto deliganda. Cæ» tera, etc. »

Dans ce qui précède, tout ce qui a trait à la section de l'os, au point où elle doit être faite, ne comporte aucun commentaire. Nous pourrions en dire autant du « supràque inducenda cutis, etc., » s'il ne contenait ce que nous avons annoncé plus haut, c'est-à-dire l'indication précise du résultat que donnaient l'incision ou les incisions qui conduisaient jusqu'à l'os. On voit, en effet, que ce résultat était une peau assez lâche pour être ramenée sur la surface de l'os qu'elle devait recouvrir. Ces deux lignes seraient-elles les seules qui nous donnassent ce renseignement, qu'elles suffiraient pour nous prouver que Celse *pansait avec la peau*, et par conséquent qu'il n'arrivait à l'os que par une méthode d'incisions qui réservait cette peau.

§ XI. — Le « cætera postea sic facienda, ut in vulneribus in quibus pus » moveri non debet, præceptum est, » nous fait un devoir de rechercher si, dans l'exposé des règles du pansement des plaies où la suppuration doit être évitée, nous ne trouverons pas des détails de nature à fortifier le sens que nous attachons au « supràque inducenda cutis, etc. » Nous le devons d'autant plus que le chapitre que nous allons fouiller commence par ces mots : « His cognitis, etiam nunc quædam alia noscenda sunt, ad omnia vulnera » ulceraque, de quibus dicturi sumus, pertinentia. »

Nous reportant alors au livre v, cap. 16, § XXXIII, voici ce que nous lisons quant au pansement des plaies récentes : « Sanguine autem vel suppresso, » si nimius erumpit, vel exhausto, si per se parum fluxit, longe optimum » est, vulnus glutinari. Potest autem id quod vel in cute, vel etiam in carne » est, si nihil ei præterea mali accedit. »

Voici bien la réunion immédiate conseillée comme le meilleur mode de pansement : « longè optimum est! » et la plaie de l'amputation ne saurait être comprise dans l'exception indiquée par le « si nihil ei præterea mali » accedit, » puisque le premier de tous les principes est de faire cette plaie dans l'épaisseur des parties saines. « In iis vero, quæ glutinantur, duplex » curatio est; nam si plaga in molli parte est, sui debet... Si vero in carne

» vulnus est, hiatque, neque in unum oræ facile attrahuntur, sutura qui-
» dem aliena est; imponendæ vero fibulæ sunt quæ oras, paulum tamen,
» contrahant, quo minùs lata postea cicatrix sit... Ex quibus neutra ante
» debet imponi, quàm intus vulnus purgatum est, ne quid ibi concreti
» sanguinis relinquatur. Id enim et in pus vertitur, et inflammationem
» movet, et glutinari vulnus prohibet. Ne linamentum quidem, quod sup-
» primendi sanguinis causâ inditum est, inibi relinquendum est; nam id
» quoque inflammat... Comprehendi vero suturâ vel fibulâ, non cutem tan-
» tum, sed aliquid etiam ex carne, ubi suberit hæc, oportebit, quo valen-
» tius hæreat, neque cutem abrumpat. Utraque optima est ex aciâ molli non
» nimis tortâ, quo mitiùs corpori insidat; utraque neque nimis rara, neque
» nimis crebra injicienda est. Si nimis rara est, non continet; si nimis cre-
» bra est, vehementer afficit; quia quo sæpius acus corpus transuit, quoque
» plura loca injectum vinculum mordet, eo majores inflammationes oriun-
» tur, magisque æstate. Neutra etiam vim ullam desiderat; sed eatenus
» utilis est, qua cutis ducentem quasi suâ sponte subsequitur. Ferè ta-
» men fibulæ latius vulnus esse patiuntur. Sutura oras jungit, quæ ne ipsæ
» quidem inter se contingere ex tota debent; ut, si quid intus humoris con-
» creverit, sit quà emanet. »

Ces détails sur l'application de la suture et des agrafes sont certainement
très-complets. Rien n'est omis. On ne peut mettre en doute que les uns et
les autres ne fussent employées dans l'amputation qui est en même temps
*plaga in molli parte*, et *in carne vulnus*. Mais notre attention doit surtout s'arrêter sur les passages qui contiennent, selon nous, l'indication,
objet de nos recherches. Le septième livre dit clairement qu'après la section de l'os, la peau, assez extensible pour cela, doit être ramenée sur lui
et le recouvrir le plus possible. L'extensibilité de la peau, dont il est ici
question, est-elle l'effet naturel de l'élasticité, de la souplesse qui sont une
des qualités particulières du tégument cutané, en quelque partie du corps
que ce soit? Non, elle est la conséquence du procédé opératoire : *Quæ sub
ejus modi curatione laxa esse debet*. Il n'est pas moins démontré que
c'est à l'aide des agrafes et des sutures que les tissus étaient rapprochés ; et
ils ne devaient l'être que conformément aux règles indiquées plus haut. Si,
en effet, agrafes et sutures agissaient sans effort, si la peau suivait d'elle-
même, les aiguilles et les fils, plutôt qu'elle n'était entraînée par eux, ne
faut-il pas admettre que cette peau, lorsqu'on était arrivé à l'os, excédait de
beaucoup les masses musculaires sous-jacentes. S'il en était ainsi, et tout se
réunit en faveur de cette opinion, l'*incidenda scalpello caro usque ad*

*os est* s'exécutait au moins par deux incisions distinctes, dont la première ne divisait que la peau, circulairement, puis la détachait dans une certaine étendue, et dont la seconde attaquant les muscles, circulairement aussi, et au niveau de la partie adhérente de la peau, allait d'un seul coup jusqu'à l'os.

§ XII. — Il résulte donc de ce qui précède qu'à l'époque où Celse écrit, les amputations sur la continuité des os sont pratiquées d'après une méthode bien déterminée dans ses temps, ses résultats et son but essentiel. — Evitant le voisinage des jointures, comme une circonstance qui aggrave les conséquences de l'opération, elle agit sur les parties molles par trois incisions : les deux premières circulaires et perpendiculaires à l'os, la troisième circulaire aussi, mais parallèle à ce dernier. La première divise la peau et la détache dans une étendue convenable ; la seconde coupe les muscles au point même où la peau cesse d'être libre et les divise jusqu'à l'os, et la troisième se borne à détacher les muscles de l'os, de telle sorte que l'action des rétracteurs met à nu ce dernier bien au delà de la section perpendiculaire des muscles. Cela fait, l'os est divisé par la scie et ses bords sont égalisés par la râpe, si on le juge nécessaire.

Nous avons dit que cette méthode avait ses temps ; ne venons-nous pas d'en indiquer quatre distincts : trois pour la section des parties molles, le quatrième pour la section de l'os ; — qu'elle avait son résultat prévu ; est-il moins évident ? Un os coupé profondément reste caché dans l'épaisseur des muscles ; des muscles divisés bien en deçà de l'os qu'ils abritent sont eux-mêmes protégés par une peau qui les déborde ; — qu'elle avait son but ! N'est-il pas dans la nécessité de se soumettre à ce principe : *Longe optimum est glutinari*, et de s'y soumettre par la bonne application des règles établies sur ce point ? Ce but n'est-il pas atteint par la plaie que donne la méthode de Celse ? Qui ne voit avec quelle facilité les muscles se prêtent à l'action des agrafes, avec quelle facilité plus grande encore la peau suit la suture et recouvre les muscles et les os ?

§ XIII. — Tout ceci ne vient-il pas encore à l'appui des idées que nous avons émises précédemment quant à l'hémostasie ? On a vu avec quel soin la plaie était débarrassée de tout corps étranger, lorsque la tension immédiate devait être faite ; on ne peut donc admettre que la compression fût le moyen opposé à l'hémorrhagie. Étaient-ce donc les caustiques, ou le feu ? Mais Celse s'est assez étendu sur leurs dangers ! Le feu surtout n'est excusable à ses yeux qu'autant que la ligature est impossible ou impuissante. Comment dès lors ne pas admettre que cette dernière était le moyen habituel, le moyen de prédilection, parce qu'elle était le moyen rationnel?

§ XIV. — Mais laissons l'auteur compléter ses idées sur le pansement :
« Deinde vulneri primo imponenda est spongia ex aceto expressa : si sus-
tinere aliquis aceti vim non potest, vino utendum est. Licet itaque sine
peregrinis et conquisitis et compositis medicamentis vulnus curare : sed si
quis huic parum confidit, imponere medicamentum debet quod sine sevo
compositum sit. » Ce « sed si quis huic parum confidit » nous prouve que
tous les chirurgiens n'étaient pas ralliés aux sages doctrines exposées par
Celse. Cette dissidence s'est continuée pendant les dix-huit siècles qui se
sont écoulés depuis ; elle dure encore, et, il faut bien l'avouer, pendant
cette longue période, les principes que nous croyons être ceux de la raison,
les principes défendus par Celse, ne sont pas ceux qui ont compté le plus
de partisans. Cependant, il faut ajouter que les quelques hommes qui leur
restent fidèles à toutes les époques sont pour la plupart des esprits d'élite.
— Dans le coup d'œil d'ensemble auquel nous conduira cette étude, nous
insisterons sur ce point, parce qu'il a eu une grande influence sur ce qu'on
a appelé les progrès de la chirurgie dans les amputations, et que nous ap-
pellerions volontiers ses oscillations.

« Fascia verò ad vulnus deligandum lintea aptissima est ; eaque lata esse
debet, ut semel injecta non vulnus tantùm, sed paulum, utrimque etiam
oras ejus comprehendat. »

§ XV. — « ......... Sic autem deliganda est, ut et contineat nec adstrin-
gat. Quod non continetur, elabitur : quod nimis adstrictum est, cancro
periclitatur. Hieme sæpius fascia circuire debet, æstate, quoties necesse
est : tum extrema pars ejus inferioribus acu assuenda est : nam nodus
vulnus lædit, nisi tamen longè est......... His ita primo die ordinatis, homo
in lecto collocandus est, isque, si grave vulnus est, abstinere, quantum vi-
res patiuntur, ante inflammationem a cibo debet ; bibere, donec sitim finiat,
aquam calidam ; vel, si æstas est ac neque febris, neque dolor est, etiam fri-
gidam. Adèo tamen nihil perpetuum est, sed semper pro vi corporis
æstimandum, ut imbecillitas etiam cibum protinus facere necessarium pos-
sit, tenuem scilicet et exiguum, qui tantùm sustineat : multique etiam ex
profluvio sanguinis intermorientes, ante ullam curationem vino reficiendi
sunt ; quod alioqui inimicissimum vulneri est. »

§ XVI. — « Nimis verò intumescere vulnus, periculosum : nihil intumescere, periculosissimum est ; illud indicdium est magnæ inflammationis, hoc,
emortui corporis : protinusque, si mens homini consistit, si nulla febris
accessit, scire licet, maturè vulnus sanum fore. »

§ XVII. — « Ac ne febris quidem terrere debet, si in magno vulnere, dum inflammatio est, permanet. Illa perniciosa est, quæ vel levi vulneri supervenit, vel ultra tempus inflammationis durat, vel delirium movet vel si nervorum rigorem aut distentionem quæ ex vulnere orta est, ea non finit.

» Vomitus quoque biliosus non voluntarius, vel protinus, ut percussus est aliquis, vel dum inflammatio manet, malum signum est in iis duntaxat quorum vel nervi, vel etiam nervosi loci vulnerati sunt. Sponte tamen vomere, non alienum est, præcipuè Iis quibus in consuetudine fuit : sed neque protinus post cibum, neque jam inflammatione ortâ, neque quum in superioribus partibus plaga est. »

§ XVIII.—« Biduo sic vulnere habito, tertio die aperiendum, detergendaque sanies spongiâ ex aquâ frigida est, eademque rursus injicienda sunt. Quinto jam die quanta inflammatio futura est, se ostendit. Quo die, rursus detecto vulnere, considerandus color est. Qui si lividus, aut pallidus, aut varius, aut niger est, scire licet, malum vulnus esse : idque, quandocnmque animadversum est, terrere nos potest. Album aut rubicundum esse ulcus, commodissimum est : item cutis dura, crassa, dolens, periculum ostendit. Bona signa sunt, ubi hæc sine dolore tenuis et mollis est.

» Sed si glutinatur vulnus, aut leviter intumuit, eadem sunt imponenda quæ primò fuerunt : si gravis inflammatio est, neque glutinandi spes est, ea quæ pus moveant jamque aquæ quoque calidæ necessarius usus est, ut et materiam digerat, et duritiam emolliat, et pus citet. Ea sic temperanda est, ut manu contingenti jucunda sit ; et usque eò adhibenda, donec aliquid ex tumore minuisse, caloremque ulceri magis naturalem reddidisse videatur. Post id fomentum, si latè plaga non patet, imponi protinus emplastrum debet : maximèque si grande vulnus est, tetrapharmacum ; si in articulis, digitis, locis cartilaginosis, ῥυπῶδες, at si latiùs hiat, illud emplastrum liquari ex irino unguento oportet : eaque illita linamenta disponi perplagam ; deinde emplastrum suprà dari, et super id succidam lanam, minùsque etiam, quàm primò, fasciæ adstringendæ sunt.

§ XIX. — « ....... Collocari quoque membrum quod ictum est ratione certâ debet. Si glutinandum est, ut superius sit ; si in inflammatio ne est, ut in neutram partem inclinatum sit : si jam pus profluit, ut devexum sit.

» Optimum etiam medicamentum quies est : moveri et ambulare, nisi sanis, alienum est. Minùs tamen iis est periculosum qui in capite vel brachiis, quàm qui in inferioribus partibus vulnerati sunt ; minimèque ambulatio convenit, femine, aut crure, aut pede laborante. Locus in quo cubabit, tepidus esse debebit. Balneum quoque, dum parum vulnus purum est, inter

res infestissimas est; nam id et humidum et sordidum reddit, ex quibus
ad cancrum transitus esse consuevit. Lenis frictio rectè adhibetur; sed iis
partibus, quæ longius absunt à vulnere. »

§ XX. — « Inflammatione finitâ, vulnus purgandum est. Id optimè faciunt
tincta in melle linamenta, supràque idem, emplastrum vel enneapharma-
cum dandum est. Tum demum vero purum ulcus est, quum rubet, ac nimiùm neque siccum neque humidum est. At quodcumque sensu carèt,
quod non naturaliter sentit, quod nimiùm aut aridum aut humidum est;
quod aut pallidum, aut albidum, aut lividum aut nigrum est, id purum
non est.

» Purgato, sequitur ut impleatur, jamque calida aqua eatenus neces-
saria est, ut sanies removeatur. Lanæ succidæ supervacuus usus est :
lota meliùs circumdatur. Ad implendum autem vulnus proficiunt quidem
etiam medicamenta aliqua; itaque ea adhiberi non alienum est: ut butyrum
cum rosâ, et exiguâ mellis parte, aut cum eâdem parte mellis, aut cum eâdem
rosâ, tetrapharmacum, aux ex rosâ linamenta. Plus tamen proficit balneum
rarum : cibi boni succi, vitatis omnibus acribus, sed jam pleniore. Nam
et avis, et venatio, et suilla elixa dari potest. Vinum omnibus, dum febris,
dum inflammatio est, alienum est: itemque usque ad cicatricem, si nervi
musculive vulnerati sunt, etiam si altè caro ; at si plaga in summâ cute
generis tutioris est, potest non pervetus, modicè tamen datum, ad implendum quoque proficere. Si quid molliendum est, quod in nervosis locis
musculosisque necessarium est, cerato quoque super vulnus utendum est.
At si caro supercrevit, modicè reprimit siccum linamentum, vehementiùs
squama æris. Si plus est, quod tolli opus est, adhibenda sunt etiamnum
vehementiora, quæ corpus exedunt. Cicatricem, post omnia hæc commodè
inducit lycium ex passo aut lacte dilutum, vel etiam per se impositum siccum linamentum. »

§ XXI. — « Hic ordo felicis curationis est. Sed quædam tamen pericula
ncidere consueverunt : interdum enim vetustas ulcus occupat, inducitur-
que ei callus, et circum oræ crassæ livent; post quæ quisquid medicamen-
torum ingeritur, parum proficit, quod ferè negligenter curato ulceri supervenit. Interdum vel ex nimiâ inflammatione, vel ob æstus immodicos, vel
ob nimia frigora, vel quia nimis vulnus adstrictum est, vel quia corpus
senile aut mali habitûs est, cancer occupat. Id genus a Græcis diductum
in species est ; nostris vocabulis non est.

» Omnis autem cancer non solum id corrumpit quod occupavit, sed
etiam serpit, deinde aliis aliisque signis discernitur ; nam modo super in-

flammationem rubor ulcus ambit, isque cum dolore procedit : ἐρυσίπελας
græci nominant : modo ulcus nigrum est, quia caro ejus corrupta est ; idque vehementiùs etiam putrescendo intenditur. Ubi vulnus humidum est,
et ex nigro ulcere humor pallidus fertur, malique odoris est, carunculæ-
que corruptæ, interdum etiam nervi ac membranæ resolvuntur, specillum-
que demissum descendit aut in latus, aut deorsum ; eoque vitio non nun-
quam os quoque afficitur. Modo oritur ea quam Græci γαγγραιναν appellant.
Priora in qualibet parte corporis fiunt : hoc in prominentibus membris, id
est inter ungues et alas vel inguina, fereque in senibus, vel in iis quorum
corpus mali habitus est. »

» Caro in ulcere vel nigra vel livida est ; sed sicca et arida : proximaque
cutis plerumque subnigris pustulis impletur ; deinde ei proxima vel pallida
vel livida, ferèque rugosa et sine sensu est : ulterior in inflammatione est,
omniaque ea simul serpunt ; ulcus, in locum pustulosum, pustulæ in eum
qui pallet aut livet, pallor aut livor in id quod inflammatum est, inflammatio in id quod integrum est, transit. Inter hæc deinde febris acuta oritur,
ingensque sitis ; quibus dam etiam delirium accedit : alii quamvis mentis
suæ compotes sunt, balbutiendo tamen vix sensus suos explicant : in-
cipit affici stomachus : fit fædi spiritus ipse odoris. Atque initium ejus quidem
mali recipit curationem : ubi verò penitus insedit, insanabile est, plurimi-
que sub frigido sudore moriuntur. »

§ XXII. — Ces citations sont longues, sans doute, mais ne sont-elles pas
indispensables à qui veut connaître toute la pensée de Celse sur les amputations ? Ne prouvent-elles pas sans réplique qu'on s'est trompé lorsque,
s'enfermant dans les étroites limites des derniers paragraphes du septtème
livre, on n'a voulu y voir qu'une sorte d'énigme se prêtant à toutes les interprétations. Nous le répétons, sur ce point comme sur tous les autres,
l'auteur latin se montre clair, complet et méthodique, et de passionnés
commentateurs pourraient seuls croire nécessaire d'ajouter quelque chose
à un texte pareil.

§ XXIII. — Si l'on refusait à Celse, ou plutôt à son époque, la justice qui
leur est due, on ne pourrait la refuser à Archigène, qui le suit de si près.
Le chapitre de cet auteur, intitulé *De amputandis partibus*, est fait pour
dissiper tous les doutes, et pour prouver aux plus incrédules que la chirurgie de ce temps n'était entachée ni d'ignorance ni de dénûment, ainsi
qu'on le répète à tout propos.

Archigène indique méthodiquement les diverses affections qui peuvent
nécessiter l'amputation. Ce n'est pas seulement la gangrène : ce sont les

ulcères putrides ou rongeants, certaines espèces de cancer, certaines pro-
ductions contre nature, etc. Les règles qu'il trace s'appliquent, c'est lui
qui nous en prévient, aux incisions qui mettent à nu les parties profondes,
dans l'extraction des traits, ou des divers corps que ceux-ci ont pu entraî-
ner avec eux. — Quant aux détails opératoires, il en fait trois groupes :
ceux qui précèdent l'opération ; ceux qui l'accomplissent ; ceux qui lui font
suite.

Après avoir dit que les vaisseaux qui se rendent à la partie qui va être
amputée doivent être ou étreints dans un lacs qui embrasse tout le membre
ou liés isolément, il prescrit de relever la peau ; de la fixer avec un ruban ;
de couper circulairement au niveau de ce lien ; de relever encore et de
couper de nouveau les parties tendineuses et membraneuses qui enveloppent
l'os ; enfin de scier l'os. — D'ailleurs c'est avec le feu qu'il arrête le sang,
en évitant toutefois de toucher les nerfs ; et l'on voit par le reste du pansement qu'il ne poursuit qu'une réunion secondaire.

§ XXIV. — Héliodore, DE EXTREMIS MEMBRIS ABSCENDENDIS, constate
que l'hémorrhagie qui se produit après la section des vaisseaux donne une
gravité à part aux amputations qui se pratiquent soit au-dessus du genou,
soit au-dessus du coude ; il dit que quelques opérateurs cherchent en vain
à éviter ce danger en divisant les parties molles d'un seul coup et en sciant
l'os tout aussitôt. Il ajoute : « Ideo videtur mihi satius esse membri partes
quæ carnes minus abundant prius incidere, ut in priori parte cruris, dein
serrulâ secare, atque ubi ossa præcisa sunt, reliquas carnes excidere, ut
membrum auferatur. Verum supra partem serra præcidendam vinciens
quantum res fert, facere consuevi ut vasa repleantur, et tunc opus aggredi,
ut propositum est. Præcisis ossibus scalpella omnino excidantur, quæ re-
lictæ fuerant continuo carnes, et dum eæ auferuntur, linamenta magna
imponantur, ac linteoli vice quod iis custodiendis adhiberi solet, panniculi
complicati adversi inter se objiciantur, et super spongiæ deligentur, vinc-
turaque adhibeatur aliquantulum adstricta, a tertio autem vel quarto die
cum sanguinis profusio destitit, curatio adhibeatur puri movendo idonea,
ulcere semper linamentis contecto. »

Le procédé décrit par Héliodore lui appartient-il, ou cet auteur ne fait-
il que reproduire, en l'approuvant, un mode opératoire adopté par quelques-uns de ses contemporains ? On ne saurait le dire ; mais nous devons
faire remarquer que cette opération en trois temps distincts, et qui place la
section de l'os entre deux sections des parties molles, ne néglige pas cependant l'emploi du lien constricteur qui doit suspendre la marche du sang

dans la partie amputée. De plus, la compression directe sur l'extrémité des vaisseaux divisés est le moyen hémostatique qu'Héliodore oppose à l'hémorrhagie. Cette compression entraîne un pansement bien différent de celui que Celse préconise, et dès lors toute la cure ultérieure est celle d'une plaie suppurante. Je dis que ce pansement est la conséquence obligée de la compression ; car lorsque plus loin le même auteur parle des ablations des doigts surnuméraires, on est tenté d'admettre qu'il pansait la plaie par réunion immédiate : « Si le doigt surnuméraire n'est formé que de parties » molles, le scalpel l'enlève facilement ; deinde cum vulnus modicum sit, » cicatrix cito inducitur. »

Mais ce qui suit, relativement au doigt surnuméraire pourvu de pièces osseusses, ne laisse aucun doute sur l'emploi de la réunion immédiate. Ce passage offre un autre intérêt : il contient la première mention pour nous de la méthode d'amputation à lambeaux : « Cum vero a subjecto osse exortus fuerit, præcidere oportet, idque hac ratione efficitur : Inciditur in ambitu digitus adnatus prope basim, et ab ea incisione duobus locis caro hinc et inde recta subsecatur, tum ambæ ejus partes sustolluntur. Fundamento nudato totus adnatus digitus excisoriis scalpris excindatur, et tunc subjectum os radula levetur, ac sublatæ carnis partes adducantur, et consuantur, ut glutinatio fiat. »

Voilà bien, on en conviendra, l'amputation à lambeaux, et, comme nous le verrons par la suite, le plus rationnel de ses procédés.

§ XXV. — Nous ne trouvons rien dans Paul d'Égine qui mérite d'être mentionné. Cet auteur reproduit, en l'attribuant à Léonides, le procédé d'Héliodore qui place la section de l'os entre deux sections des chairs. — Albucasis ne pense pas que les amputations puissent être faites au-dessus du genou ni même au-dessus du coude. D'ailleurs il opère entre deux ligatures, et il ne veut pas que l'on attende, pour se rendre maître d'une hémorrhagie inquiétante, que le couteau ou la scie aient achevé la séparation : « Quod si acciderit hæmorrhagia in operis tui medio, equidem quam citissime locum uras, vel applices illi quemdam ex pulveribus sanguinem sistentibus, dein ad curationem redeas, donec absolvatur. »

§ XVI. — Guy de Chauliac. C'est au chapitre des amputations que se trouve indiquée pour la première fois la méthode des inhalations anesthésiques. La vogue qui s'est attachée depuis quelques années aux inhalations d'éther, et plus récemment à l'emploi du chloroforme, donne à ce passage un intérêt tout particulier :

Nonnulli vero, ut Theodoricus medicinas somniferas, ut non sentiatur



BIBLIOTHÈQUE NATIONALE R. F. IMPRIMÉS

incisio, dictant, velut est opium, succus solani, hyoscyami, mandragoræ, cicutæ, lactucæ. Et imbibunt eis spongiam novam, et permittunt eam ad solem exsiccari ; et quando est necesse, mittunt illam spongiam in aquam calidam, et dant eam odorandam donec capiat somnum ; et ipso obdormi-tato, faciunt operationem. Deinde alia spongia aceto imbuta et naribus applicata expergefaciunt : vel succum rutæ vel fæniculi in naribus et auribus ponunt, et ita evigilant eum, ut dicunt. Alii vero dant opium potandum, et male : præcipue si juvenis est, et percipiat : quia, cum magna pugna virtutis animalis et naturalis, audivi quod incurrerunt maniam, et per consequens mortem. »

§ XXVII. — Barth Maggi, l'un des premiers, nous parle du couteau ardent qui jouissait alors d'une grande faveur ; il en blâme l'usage, parce que la section et l'ustion se confondant dans un seul et même temps, les nerfs n'ont pas le temps de se retirer pour se soustraire à l'action du feu. Il aime mieux faire la section avec un couteau bien tranchant ; mais avant de scier l'os, il passe rapidement, sur la plaie, un cautère en faucille ; puis il scie l'os, et après cette dernière opération, il porte encore le feu sur les vaisseaux, mais avec des cautères olivaires ou sphériques. — Cependant, malgré ces cautérisations répétées, et quoique Maggi ne nous donne pas de détails sur la manière dont il divisait les parties molles, nous devons reconnaître qu'il arrivait à donner à l'os la protection des chairs.

« Sed ut transversum dissectum os contegatur in membrorum incisione ministris jubere soleo, ut amputandum membrum contineant, et ad se quantum possunt membri illius cutem carnemque trahant, ut dissecta pars, in cutis et carnis musculorum relaxatione, facilius tegatur, atque ita quandoque statim os illud contegitur, ut nullo modo conspiciatur, ex quo facilius curatio absolvetur. »

Lorsqu'il sera question des désarticulations, nous verrons que cet auteur arrivait au même résultat pour les amputations sur la contiguïté des os, par un procédé qui restera le type de tout ce qui a été fait depuis sur les désarticulations par la méthode circulaire.

§ XXVIII. — A. Paré insiste également sur la nécessité de retirer la peau et les muscles vers la racine du membre :

« Ut mox opere peracto, deorsum devoluti, excisorum ossium extrema opperiant, iisdem que cicatrice tandem inducta, pulvilli et tomenti loco sint, sic que compressionem, ne reliqua corporis mole sustentanda, indolentius ferant ; adde quod sic ad sanitatem et cicatricem regressus expedi-

tior et celerior est : nempe quo plus carnis, cutisque ossium extremis relin-
quitur eo citius carne et cicatrice obducuntur. »

Paré amputait avec le couteau en faucille, *culter falcatus*, il en donne
la figure, et il lui trouve surtout l'avantage de pouvoir atteindre les chairs
placées dans les espaces interosseux.

« ..... Amputata membra et excisa, citissime et arctissime venæ arteriæ
que deligandæ sunt ; quod fiet, comprehensis vasis rostro corvino..........
Constrictis vasis, solvenda est deligatura supra excisionis locum abducta :
hinc vulneris labra, ductis decussatisve acu quatuor punctis, et penitius iri
carnem adactis, nectes ; sic enim cutis et abscissorum musculorum, sursum
arcte amputationem abductas portiones, laxe ossibus ipsis induces, ac quam
maxime ipsa undique conteges, ut minus aeris appulsu feriantur, et vulnus citius agglutinetur. Quod vero de nexu labrorum vulneris, quatuor acu
ductis punctis dicimus, non est ita audiendum, quasi contentius conari
debeas, ut ipsa sibi mutuo applices, et quodam contactu adjungas : sufficiet
si ipsa mediocri contentione sibi propius adducas : ut sic cutem, subjectam
que una carnem, pristinæ suæ, quam ante retractionem habebant, laxitati,
restituas : tandemque naturæ accidente opera, vulnus facilius agglutinis. »

Deux faits importants dominent dans ce dernier passage : la ligature appliquée aux vaisseaux après les amputations ; la suture mise en usage pour
réunir les lèvres de la plaie, même après les amputations faites dans la continuité des os. L'un et l'autre font un grand honneur à la sagacité de Paré ;
il ne faut pas oublier, toutefois, que la suture des lèvres de la plaie n'avait
jamais été complétement bannie de la pratique, aussi Paré n'élève-t-il aucun droit d'invention sur ce point. Il n'en est pas de même pour la ligature
des vaisseaux, elle avait été complétement supplantée par le feu et par les
caustiques ; le feu surtout était alors conseillé par tous les maîtres, employé
par presque tous les chirurgiens. Paré suivit d'abord cette pratique ; il l'a-
voue avec chagrin, ajoutant qu'il n'y pense plus qu'avec horreur ! Ce feu
appliqué sur des plaies vives et saines causait au malade d'atroces douleurs
qui, réagissant sur les viscères, développaient les accidents les plus graves,
et le plus souvent amenaient la mort. Les deux tiers des amputés étaient
victimes de ce système ; et ceux qui ne succombaient pas avaient à lutter
contre la fièvre, les convulsions, et finissaient par garder des plaies incura-
bles. — C'est pour éviter d'aussi déplorables résultats que Paré, dans les
amputations, applique sur les vaisseaux la ligature qu'il trouvait indiquée
par Galien, pour les vaisseaux des plaies récentes, et il engage ses confrères
à l'imiter. — Nous nous plaisons à répéter qu'en tout ceci, le mérite de

Paré est immense ; cependant nous devons rappeler que la ligature des vaisseaux nous semble trop clairement indiquée par Celse, pour qu'on puisse mettre en doute s'il s'en servit et si elle fut employée par quelques chirurgiens des premiers siècles de l'ère chrétienne.

§ XXIX. — C'est du vivant d'A. Paré, et lorsque de fréquentes relations devaient résulter pour eux de leur contact obligé dans le palais de Charles IX, que Botal proposa sa machine à amputations. Paré n'en parle pas ; de son côté Botal se tait sur la ligature des vaisseaux. On le regrette, car on voudrait connaître le jugement que chacun d'eux portait sur l'invention de son confrère. Personne n'ignore la compétence de Paré dans ces questions ; on sait moins que Botal était un esprit supérieur, et qui a laissé la mesure de sa valeur chirurgicale dans son remarquable traité.

On voit dans Botal que quelques opérateurs, à l'exemple des anciens, ajoutaient à la constriction du membre amputé, celle des membres sains, *quo revocata ad hoc sanguine, minor fiat effusio.*

En appliquant aux grandes amputations la méthode de l'ablation instantanée, déjà en usage pour les doigts, cet habile médecin voulut prévenir les dangers inhérents à l'hémorrhagie et à la douleur. Sa machine se composait de deux couteaux, l'un inférieur et fixe, l'autre supérieur, très-pesant et mobile dans les mortaises verticales de deux montants latéraux. Le membre malade était placé sur le premier couteau, dans le point même où il devait être amputé, et le couteau mobile, obéissant à un mécanisme qu'il est facile de concevoir, tombait sur lui d'une certaine hauteur, et le divisait d'un seul coup. Botal assure que la contusion produite par cette machine est presque nulle, lorsque les couteaux coupent bien ; que la brisure de l'os elle-même a peu d'importance, *cum facile fragmenta hoc loco, arte deducantur, vel a natura rejiciantur.* Jacob, praticien estimé de cette époque, se servait de cette machine ; il en fait l'éloge, et il dit, chose très-croyable, que les amputés n'éprouvaient qu'une sensation semblable à celle que produit une étincelle de feu tombant sur le pied ou sur la main.

Cependant une pareille méthode devait être suivie le plus souvent d'accidents trop graves pour ne pas être blâmée et même proscrite. C'est ce qui eut lieu en effet, surtout après la juste et sévère appréciation qu'en fit Fabrice de Hilden. « Membra non esse scalpris abscindenda ostenditur. » Cæterùm monitos velim chirurgos rationales fideles, ne in abscissione » manuum et digitorum eos sequantur, qui membrum in scamnum collo- » cant, et apposito scalpro, aut securi, ictu mallei carnem et ossa simul et

» semel maximo cum vehementia, maximoque cum impetu abscindunt. Est
» enim operatio nimis violenta et crudelis, ac proinde rationali chirurgo
» indigna, ægris vero planè exitiosa, propter maxima, quæ ipsam sequan-
» tur, symptomata. Non solùm enim hac operatione partes nervosæ et
» musculosæ supra modum contenduntur, et conquassantur, verum etiam
» ossa ipsa ad proximam articulationem usque, ut plurimum, finduntur :
» hinc et si ossa nullum habeant sensum, ratione tamen periostii dolores gra-
» vissimi, inquietudines, vigiliæ, inflammationes, convulsiones aliaque pes-
» sima symptomata sequantur; imo et nonnumquam gangræna de novo sub-
» oritur, ægrumque perimit. Sin vero hujusmodi symptomata omnia non
» supervenerint, ulcus tamen difficulter, et non nisi maximâ difficultate ad
» cicatricem perducitur, idque propter maximam confractionem, et com-
» munitionem ossium, quæ hinc et inde per partes musculosas remanent,
» et ad tempus periostio adhærent, tandem vero paulatim beneficio na-
» turæ rejicientur, atque expelluntur. »

Ce jugement est suivi d'une observation qui le justifie de tous points.
Fabrice de Hilden amputait indifféremment avec les couteaux incandes-
cents et avec les couteaux ordinaires, et toujours il brûlait les vaisseaux. Il
ne parle même pas de leur ligature ; il s'arrête au contraire sur la suture
appliquée au pansement de la plaie, et la repousse.

§ XXX. — Dominique Reulin et Vésale se bornent à reproduire le dernier paragraphe du septième livre de Celse, mais sans en faire sortir ce
qu'il contient. Le dernier s'élève contre l'amputation dans le vif ; il veut
qu'elle soit faite dans l'épaisseur des tissus gangrenés. Ailleurs il croit trouver dans le texte de l'auteur latin la condamnation des articulations. Cette
manière de voir ne permettait pas que Vésale trouvât quelque intérêt à ap-
profondir la pensée de Celse ; aussi ne l'a-t-il pas fait. Courtin n'altère pas
moins le sens de Celse : « L'opération faite, tous les auteurs veulent qu'on
» mette le feu aux vaisseaux. Toutefois Celse se contente de renverser la
» peau par-dessus l'os scié et la chair coupée ; et au cas qu'il n'y ait point
» de peau, il met une compresse saupoudrée de quelques astringents, et
» par-dessus une éponge baignée en vinaigre. » — Nous avons vu par Paré
que *tous les auteurs* vont trop loin ; il faut se borner à dire presque tous.
Celse ne dit nulle part qu'il n'opposait à l'hémorrhagie que le renverse-
ment de la peau ; il n'a pas indiqué non plus les cas où on n'aurait pas de
peau, et il ne les a pas indiqués parce qu'il ne les admettait pas.

§ XXXI. — Guillemeau, l'élève de prédilection, le collaborateur, le tra-
ducteur d'A. Paré, n'accepte pas d'une manière absolue la ligature des vais-

seaux après les amputations; il lui préfère encore le feu lorsqu'il soupçonne que les tissus conservent encore quelque virulence et quelque malignité.

§ XXXII. — P. Pigray émet la même opinion. Après la ligature ou la cautérisation des vaisseaux, cet auteur veut , comme Paré, que la peau soit ramenée sur la plaie, sans effort, *qua fieri tempore id poterit*, et qu'elle soit maintenue ainsi par deux points de suture; seulement, et avant cela, il recouvre la plaie de coton, de poils de lièvre ou d'éponge , mais sans y ajouter ni poudres ni médicaments humides. Pigray insiste, dans tous les cas, pour que l'os ne soit pas brûlé, *nec illi quidquam imponendum, quo per vim cadat; ipsi enim caro sponte superenascitur.*

Fabrice d'Aquapendente pose en principe que l'on doit toujours amputer dans le mort ; il le fait un travers de doigt au-dessous des parties saines ; puis il cautérise avec le fer rouge et transforme ces chairs mortes en une escarre dont il attend et favorise la chute.

Cette doctrine n'est pas généralement adoptée; A. Meck revient à la section dans le vif. Il blâme la ligature des vaisseaux comme douloureuse ; mais il constate que la suture de la plaie voit s'accroître le nombre de ses partisans.

§ XXXIII. — Avant d'entrer dans le dix-huitième siècle, où nous rencontrerons de grandes prétentions aux découvertes et au progrès sur cette matière, constatons que la plupart des maîtres qui lui sont antérieurs, et qui avaient admis le principe de la section dans le vif, veulent que cette section donne, en dernier résultat, une plaie « dont les parties molles re- » couvrent les extrémités des os sciés, leur servent comme de coussinet et » facilitent la cicatrisation. » (Lescot, Opérations, 1636.)

§ XXXIV. — En 1707, Dionis s'élève contre ces principes. Suivant lui, « la peau, la chair et les os doivent être coupés également. » — On conçoit qu'avec une plaie aussi peu favorable à la réunion immédiate, cet auteur n'approuve pas la suture en croix. — A plusieurs reprises, et même dans les cas où la suture n'était pas employée, on s'était efforcé de simplifier le pansement; dans Dionis il devient plus compliqué que jamais. — Sans attacher trop d'importance aux hérésies chirurgicales de cet auteur, il faut cependant admettre qu'elles dominèrent pendant un certain temps, puisque, peu d'années après, J.-L. Petit parut un novateur, lorsqu'il déclara que la pratique de toutes les amputations devait reposer sur ce principe : couper le moins possible des chairs, et le plus possible des os.

Voici d'ailleurs comment il expose ce que l'on a appelé plus tard sa méthode :

« J'ai imaginé de couper les chairs en deux temps : je commence l'incision circulaire 1 pouce plus bas que l'endroit où j'ai dessein de scier les os ; je ne coupe par cette première incision que la peau et la graisse jusqu'à la membrane qui couvre les muscles ; je fais tirer vers le haut ces téguments, de sorte que les chairs se trouvent découvertes de plus d'un pouce ; alors je les coupe circulairement au niveau de la peau ; je les relève avec la compresse fendue, et lorsque j'ai scié l'os, je le trouve enfoncé. »

Telle est la méthode qui a gardé en France le nom de son illustre auteur, et dont l'Angleterre fait honneur à Cheselden. — Nous croyons inutile de faire remarquer que cette méthode n'est autre que celle de Celse, moins l'incision qui détachait les muscles de l'os. — Toutefois le pansement de J.-L. Petit ne ressemble en rien à celui de l'auteur latin, par la raison toute simple qu'il ressemble trop à celui de Dionis.

§ XXXV. — En 1742, Al. Monro signale les inconvénients attachés aux poudres astringentes ; il démontre qu'elles ne font qu'irriter les plaies. — Déjà les Anglais en avaient abandonné l'usage. Ils pansaient avec des plumasseaux imbibés d'huile de térébenthine chaude, et seulement avec de la charpie fine, lorsque la ligature des vaisseaux avait été bien faite.

§ XXXVI. — Sharp (1750) est prêt à croire que l'on trouve dans Celse la double incision que se disputent J.-L. Petit et Cheselden ; il conseille la suture en croix pour compléter les avantages de cette méthode, et l'applique lui-même avec une grande prudence. — Il est peut-être bon de faire remarquer que c'est à une époque avancée de sa pratique que Sharp reconnaît et proclame la supériorité de ce mode de pansement. Il insiste aussi sur les avantages de la ligature des vaisseaux.

§ XXXVII. — Louis ne pensa pas que la double incision de J.-L. Petit fût suffisante ni pour favoriser la marche régulière de la cicatrisation ni pour prévenir la saillie de l'os, surtout à la cuisse. Après avoir démontré que cette saillie est produite par la rétraction considérable et spontanée des muscles qui n'adhèrent pas à l'os, il proposa de conserver les deux incisions ; mais après avoir été directement à l'os par la première, il laissait les muscles se rétracter, les relevait même, à l'aide d'une compresse fendue ; puis par la seconde incision, *il portait le bistouri sur le muscle crural, coupait le point d'adhérence des vastes et du triceps à l'épine postérieure du fémur, et sciait facilement cet os trois travers de doigt plus haut qu'on ne l'aurait fait par l'autre méthode.* — L'auteur ajoute que sa méthode n'est autre que celle de Celse. Ce que nous avons dit précédemment ne permet pas de l'admettre. Louis est de ceux qui se sont volontairement emprisonnés dans les dernières lignes du septième livre, et on ne peut en douter lorsqu'il s'élève contre la suture, et lorsqu'il assure que *si la peau outre-passait le niveau des chairs, elle se replierait sur elle-même, se flétrirait ou formerait un bourrelet calleux qu'il faudrait recouper au niveau des chairs pour pouvoir cicatriser la plaie.*

§ XXXVIII. — Valentin (1772), dans ses recherches critiques, se montre par-dessus tout violent adversaire de Louis, et la méthode qu'il veut substituer à celle de ce dernier repose pour lui sur ce principe : *On ne peut éviter la saillie de l'os qu'en ayant l'attention de mettre dans l'extension la plus forte les différents muscles qui environnent le membre qui est destiné à être séparé.*

§ XXXIX. Alanson (1779) crut aussi que la double incision pouvait être modifiée avec avantage; voici ce qu'il proposa : *Après avoir séparé le tissu cellulaire et ses attaches dans une étendue suffisante, on doit couper tous les muscles obliquement jusqu'à l'os, de manière que le tranchant du couteau soit sous les téguments. Par cette section oblique des muscles, l'os est découvert de la largeur de trois à quatre travers de doigt plus haut qu'il ne l'est quand on coupe les muscles circulairement et perpendiculairement ; puis on incise le périoste, et on dénude l'os dans l'endroit seulement où doit passer la scie, ce qui s'exécute en un seul coup, en faisant tourner le couteau autour de l'os.*

Ce procédé est d'une exécution difficile; il a compté peu de partisans, même du vivant de son auteur, et l'on peut dire qu'il n'est pas resté dans la pratique. Aussi n'est-ce pas à ce titre qu'Alanson prend rang parmi les chirurgiens qui ont le plus fait pour les amputations. Il doit sa légitime célébrité sur cette matière au soin qu'il a mis à faire prévaloir le système de la réunion immédiate.

*La nature, dit-il, est très-puissante à s'aider elle-même dans la réunion des parties récemment divisées, lorsqu'elle n'est pas contrariée par l'art... L'adhérence qui résulte d'une inflammation nous prouve qu'après l'amputation la peau doit être ramenée en avant, afin qu'elle puisse être maintenue dans cette situation par cette même adhérence.*

Après avoir rappelé que toujours l'irritation produit l'inflammation, et celle-ci la suppuration, il déclare irrationnels tous les pansements qui accumulent entre les lèvres de la plaie la charpie sèche ou chargée de médicaments. Il est constant que ces pansements détruisent tous les avantages de la double incision ; qu'ils sont suivis le plus souvent d'une suppuration abondante et de l'exfoliation de l'os, et qu'une cicatrice large et un moignon en pain de sucre en sont le dernier résultat.

Dans sa pratique, conséquent avec ces idées, il lie les artères, en s'efforçant de ne comprendre que les vaisseaux dans la ligature ; il nettoie la plaie avec de l'eau tiède, ramène ensuite en dedans la peau et les muscles, commence par fixer la bande de flanelle autour du corps, puis descend peu à peu vers le moignon, en serrant assez pour soutenir, et pas assez pour comprimer. La peau et les muscles rapprochés, il les maintient au moyen de longues bandes de toile, d'environ deux travers de doigt de largeur, couvertes de cérat ou de quelque autre médicament rafraîchissant ; il se sert même quelquefois de bandes d'emplâtre agglutinatif ; il met par-dessus un plumasseau d'étoupes et une compresse de linge, et retient cet appareil par un bandage de plusieurs chefs.

§ XL. — B. Bell (1787) pratique la double incision de Cheselden ou de J.-L. Petit, mais en conservant plus de peau que personne ne l'avait fait avant lui. — Dès 1772, nous dit-il, j'ai établi pour règle invariable dans l'amputation des extrémités de réserver assez de peau pour en envelopper entièrement le moignon. Cette méthode m'a donné les plus heureux résultats. A la cuisse, par exemple, le chirurgien fait une incision circulaire qui doit pénétrer jusqu'aux muscles ; l'aide tirant en haut les téguments, l'on divise avec le tranchant du couteau le tissu cellulaire qui le retient aux muscles qui sont au-dessous, jusqu'à ce que l'on ait détaché de la peau, autant qu'on le juge nécessaire, pour recouvrir complétement le moignon, et l'on coupe, précisément à son niveau, les muscles, d'un seul coup de couteau perpendiculairement jusqu'à l'os.

§ XLI. — Sabatier (1796) fait la double incision à la manière de Louis, mais il se déclare partisan de la réforme introduite dans le pansement par Alanson. L'autorité de ce grand chirurgien n'amena pas les opérateurs français à appliquer cette méthode d'une manière aussi générale qu'on le faisait en Angleterre, et même à cette époque, ailleurs que dans la Grande-Bretagne, les ouvrages dogmatiques de chirurgie ne parlent que très-légèrement du système d'Alanson, quand ils en parlent.

§ XLII. — M. P.-J. Roux rendit un véritable service à la chirurgie française lorsqu'en 1814 il appela de nouveau l'attention des opérateurs sur les avantages de *la réunion immédiate de la plaie après l'amputation circulaire des membres dans leur continuité.*

§ XLIII. — Percy, en rendant compte à l'Académie des sciences du mémoire de M. Roux, ne se borna pas à approuver la pensée dominante de ce travail ; il ajouta que, dans sa pratique, il avait toujours employé la réunion immédiate, et il cita tel champ de bataille sur lequel il avait pratiqué quatre-vingt-douze amputations, dont quatre-vingt-six furent suivies de la guérison. Dans le même rapport, Percy s'élève contre les chirurgiens qui attaquent les bandelettes agglutinatives. Suivant lui, rien ne peut les remplacer ; seulement elles ne doivent être ni trop nombreuses ni trop serrées.

§ XLIV. — W. Laurence (1815) repousse certains reproches faits à la réunion immédiate : On prétend, dit-il, que l'adhésion manque souvent, et on ne remarque pas que cela tient à ce que l'inflammation étant trop forte, elle se termine par suppuration. Il veut dès lors que l'on prévienne le trop grand développement de l'inflammation, et pour cela il conseille de diminuer l'action des vaisseaux, en diminuant la température de la partie. Il rapproche doucement les chairs, les maintient en contact à l'aide de bandelettes agglutinatives, séparées par des intervalles qui laissent une issue au sang. Quelques plumasseaux enduits de cérat blanc et une compresse de linge doux, imbibée d'eau froide ou d'une lotion saturnine, complètent son appareil de pansement. Le même auteur ajoute qu'il serait contraire aux principes de glacer la partie.

§ XLV. — J.-P. Maunoir a apporté sa part de lumière sur le point qui nous occupe, dans un mémoire lu en 1812 à l'Académie des sciences et publié en 1825. On y voit que cet habile praticien avait adopté la méthode de B. Bell ; il en fait un grand éloge, et il propose de l'appeler méthode *de recouvrement.* « La peau, y est-il dit, est le baume le plus doux, celui
» dont l'application est le plus propre à calmer l'éréthisme d'organes mis
» dans un état de sensibilité exquise. » Plus loin il ajoute : « J'ai absolu-
» ment renoncé à couper les parties musculaires en deux fois ; si l'on devait
» tenir compte de la différence de rétraction, il faudrait couper chaque
» muscle l'un après l'autre. Je coupe les muscles en un seul temps, et je
» prends mon parti de la légère différence de rétraction de chaque extrémité
» de muscle. Ce qui me paraît beaucoup plus important, c'est de séparer avec
» un bistouri étroit l'os des muscles qui le pressent et l'environnent, de
» manière à pouvoir le scier le plus haut possible ; c'est le seul moyen
» d'empêcher qu'il ne fasse une saillie considérable au milieu du moi-

» gnou,... Dans le pansement, il faut se garder d'exercer une compression
» sur la peau ; celle-ci est rapprochée et maintenue par des bandelettes ag-
» glutinatives. »

Voici la méthode de Celse refaite de toutes pièces par Maunoir, qui ne
paraît pas s'en douter, ou plutôt qui ne s'en doute pas ; car dans son mémoire, rien n'indique qu'il ait pensé que sur cette matière il pût y avoir le
moindre intérêt à remonter au siècle d'Auguste.

§ XLVI. — Boyer (1826) se prononce pour la méthode de Louis, mais en
y ajoutant l'incision de la peau et sa séparation, comme le veulent Celse,
J.-L. Petit, B. Bell, et la seconde incision du premier de ces auteurs.

§ XLVII. — Hello, en 1829, a présenté à la Faculté de Paris une thèse
tout empreinte des idées de son savant maître, M. Foullioy. Ce travail est
le premier dans lequel nous trouvons une interprétation exacte et complète
du texte de Celse. « On discute depuis longtemps, dit M. Foullioy, la mé-
» thode suivant laquelle il convient le mieux de pratiquer l'amputation cir-
» culaire dans la continuité des membres. Mes réflexions me portent à croire
» que, parmi les procédés modernes, il n'y en a pas qui soient préférables
» à celui de Celse. Il veut que la peau excède de toute part les surfaces du
» moignon ; que les chairs dépassent l'os, et que les téguments (le chirur-
» gien de Rome n'entendait pas moins bien les pansements que les opéra-
» tions) servent autant que possible à recouvrir la plaie tout entière... Après
» avoir convenablement disposé la peau (quæ laxa esse debet), il recom-
» mande de trancher, et non pas de retrancher, les chairs jusqu'à l'os. Il
» veut ensuite que l'instrument, engagé au-dessous des muscles ( subse-
» canda) parcoure le pourtour de l'os, et le dépouille jusqu'à une certaine
» hauteur dans toute sa circonférence, afin que la scie n'ait plus à agir que
» sur le fémur. »

Ce passage est toute la thèse ; il a suffi pour en faire un des documents
essentiels de l'histoire des amputations, et il fait vivement regretter que les
hautes fonctions de M. Foullioy, et plus tard une mort prématurée, ne lui
aient pas permis de donner à sa pensée tous les développements qu'elle
comportait et qu'il avait entrevus.

§ XLVIII. — Les amputations dans la contiguïté des os remontent aux
temps les plus reculés de l'art ; elles sont antérieures à Hippocrate : c'est
un fait qui n'est plus contesté. Toutefois cet auteur en parle sans indiquer à
l'aide de quelles méthodes opératoires elles étaient pratiquées. Sur ce point
Celse ne nous fournit aucune lumière ; nulle part il ne s'occupe de ce

genre d'amputations ; nulle part même il n'y fait allusion. L'auteur latin est
donc en dehors de la question, et nous croyons avoir démontré précédemment que les adversaires des désarticulations le comptent à tort parmi eux,
puisque blâmer la section des os près des jointures ne saurait être la même
chose que proscrire la section entre les os et dans les jointures elles-mêmes.
Archigène reproduit le même conseil, après avoir fait la même omission.

Le passage d'Héliodore rapporté au § XXIV s'applique évidemment à l'ablation d'un doigt dans son articulation la plus élevée, et nous verrons plus
loin que le procédé opératoire employé dans ce cas est le meilleur de tous
ceux qui se rattachent à la méthode à lambeaux.

§ XLIX. — Après cet auteur, plusieurs siècles s'écoulent pendant lesquels cette question disparaît en quelque sorte, et nous ne la retrouvons
qu'en arrivant à B. Maggi. Ce chirurgien applique aux désarticulations les
règles qu'il a trouvées pour les amputations dans la continuité. Laissons-le
parler : « In juncturarum amputatione ut os contegatur, diligentius soleo
observare, jubeoque ministris, ut quantum in ipsis est, pellem, quæ supra
juncturam est, ad se trahant, facta deinde arctissima ligatura, membrum in
ipso articulo, excido, vasa præterea sanguinem effundentia inuro; post hæc
ut ministri quam contraxerant manibus pellem, carnemque remittant, im-
pero, quæ quandoque bonam juncturæ partem, nonnunquam totam juncturam sponte contegit, non secus ac si debita opera manu attraheretur
conjungereturque, et nullis, vel paucis saltem, ut sanguinis fluxum com-
pescatur, membrum eget cauteriis, quippe a pelle illa vasa conteguntur, et
fluens sistitur sanguis, sed tamen ut melius pellis committatur, digitis non
nihil eam attrahet, deinde eo modo, quo pelles suuntur illam consues, dando
operam ut omnino junctura contegatur, emplasticis postea medicinis vulnus,
ut dictum est, communies. »

Voilà bien la méthode circulaire appliquée aux désarticulations. Maggi
ajoute que les bourreaux de Venise ne procédaient pas autrement lorsqu'ils
avaient à couper le poing à des criminels : ils commençaient par relever la
peau avec force, enlevaient la main, ramenaient les téguments sur la jointure, les y fixaient par une suture, et enfin appliquaient sur la blessure
le ventre ouvert d'une poule récemment tuée. Aucune hémorrhagie n'a-
vait lieu.

§ L. — Pendant la seconde moitié du seizième siècle, l'opinion se montra
peu favorable aux désarticulations, et les reproches qu'elle leur fit alors
étaient si graves, si généralement acceptés, qu'on serait arrivé en peu de
temps à les proscrire, si d'imposantes protestations ne fussent intervenues.

Celle de Fabrice de Hilden se place l'une des premières par la date et par l'autorité ; elle est ainsi conçue : « Liceatne membra sphacelo affecta in ipsa articulatione amputare, necne ? Scio quosdam, et quidem magni nominis medicos esse, qui illam minime admittunt. Primo, inquiunt, propterea, quod vulnera articulorum periculosa, imo et mortalia esse solent, propter gravissima, quæ ea sequuntur symptomata, cum sint partes nervosæ, ac proinde exquisitissimo sensu præditæ ; deinde quia ossa circa articulos lata ac magna, caro vero exigua, ac calor nativus imbecillis, difficulter iterum ad cicatricem perduci possunt. Ego vero cum Guidone, Laurentio Jouberto, et aliis sentio, membrum in ipsa articulatione minori cum difficultate, et citra periculum amputari posse ; *idque sæpissime expertus sum*. Minori cum difficultate fit amputatio in ipsa articulatione : quia uno ictu novacula optime cædente, præcipue si promptus manu fuerit chirurgus, fieri potest : nec opus est serra, aut quovis alio instrumento, qua propter dolor non usque adeo magnus... »

Le patronage de Fabrice de Hilden, celui de Guillemeau et de quelques autres, préparèrent la réaction qui se produisit au milieu du dix-huitième sicle. Brasdor y contribua puissamment. Après avoir établi que le danger de l'amputation est en raison des accidents qui suivent l'opération, il fait remarquer que si ces accidents sont la conséquence et de la lésion des parties et de l'affection qui a nécessité l'opération, ils ne sont pas moins souvent le résultat des moyens employés pour arrêter le sang, et il le prouve par deux cas d'amputations radio-carpiennes, dans lesquels pendant plus de deux mois la douleur et la suppuration furent excitées par des pansements irritants.

§ LI. — C'est à cette époque que remontent les deux désarticulations les plus graves de la chirurgie, celle de l'épaule et celle de la hanche. Les recherches dont elles furent l'objet, la première surtout, ont puissamment contribué à fixer les esprits sur la valeur relative des deux grandes méthodes de pansement : par réunion immédiate et par réunion médiate. Depuis lors la première a conquis sur la seconde une prééminence que n'ont pu lui faire perdre les craintes exprimées à plusieurs reprises sur l'impossibilité où seraient les cartilages d'encroûtement de prendre part au travail de cicatrisation. Ces craintes émises en fort bons termes par Bromfield et quelques autres, se sont reproduites de nos jours en s'appuyant sur une théorie qui ne veut voir dans les cartilages diarthrodiaux que des couches inorganiques sécrétées par les extrémités des os, et se renouvelant à mesure que les frottements les détruisent. Cette théorie est

contraire à tout ce que démontre l'anatomie, soit normale, soit patholo-
gique ; il serait oiseux de le discuter.

§ LII. — De ce qui précède, il résulte pour nous deux conséquences
essentielles : 1° que les amputations dans la contiguïté l'emportent sur
les autres par des avantages qui doivent leur assurer la préférence du
chirurgien toutes les fois qu'elles sont possibles, et que les avantages
qui leur assurent une incontestable supériorité dépendent, pour la plus
grande partie, de ce que la lésion des os est bien moindre que dans les
amputations par la scie ; 2° que la réunion primitive n'est pas moins
supérieure à la réunion secondaire, et qu'elle doit lui être préférée dans
tous les cas ou des indications particulières n'obligent pas de recourir à
la seconde. Son grand mérite est, en réduisant l'irritation de la plaie, de
diminuer la douleur et l'inflammation. La première opinion est assez généralement admise ; il n'en est pas de même de la seconde. Les adversaires
de celle-ci sont encore assez nombreux, en France surtout, et plus opi-
niâtres que bruyantes, puisque la plupart font mieux que l'attaquer, ils ne
l'appliquent pas. Quelques-uns toutefois ne pouvant nier ses succès en
Angleterre, en même temps qu'ils constatent ses revers à Paris, se demandent quelles circonstances peuvent lui faire donner des résultats si différents dans deux pays voisins. Nous croyons que les circonstances sont faciles
à indiquer.

Nous ferons remarquer d'abord que l'emploi jadis fréquent de la réunion
secondaire ne saurait être donné comme une preuve de sa supériorité.
Pour le plus grand nombre, ce mode de réunion était la conséquence obligée des moyens hémostatiques mis en usage. La compression seule, ou
auxiliaire du feu nécessitait le concours de boulettes, saindoux, gâteaux
de charpie, etc.; il en était de même lorsqu'on se servait des diverses poudres astringentes ; dans ces cas toute réunion immédiate était impossible,
quelque regret que l'on en eût. Héliodore met ce fait hors de doute, puisque nous le voyons se servir tour à tour de l'une et l'autre réunion suivant
que le plus ou le moins d'importance des vaisseaux exige leur compression,
ou permet de les abandonner à eux-mêmes au milieu des parties. Ajoutons
encore que si, à plusieurs reprises, on voit avec étonnement des chirurgiens oubliant qu'une certaine longueur des parties molles est la première
condition d'une application rationnelle de cette réunion primitive, c'est un
reproche qu'on ne saurait faire aux opérateurs de nos jours ; ils connais-
sent bien cette obligation, y satisfont largement, et cependant à Paris cette
réunion compte beaucoup d'insuccès !

§ LIII. — Nous avons dit qu'il était facile d'en indiquer la cause ; nous la trouvons dans l'oubli du principe que contient ce passage de Celse : « Sutura oras jungit, quæ ne ipsæ quidem inter se contingere ex toto debent, ut si quid intus humoris concreverit, sit qua emanet. » La plupart des chirurgiens français ont pris dans leur sens le plus absolu ces mots réunion immédiate, et alors soit qu'ils se servent de suture, soit qu'ils emploient les bandelettes agglutinatives, on les voit affronter les lèvres des plaies avec un soin qui ne tient aucun compte des phénomènes organiques qui vont se produire. Les bandelettes agglutinatives sont pour beaucoup dans cette désastreuse pratique ; aux mains de ceux qui veulent une réunion immédiate, complète, régulière, élégante, elles sont un moyen trop commode de réaliser leur idéal ; elles s'embriquent, s'entrecroisent, se superposent complaisamment et forment sur les plaies des cuirasses où l'on cherche vainement le *sit quà emanet.* Les conséquences d'une pareille erreur ne tardent pas à se manifester, et soit qu'elles n'exigent que l'abandon de ce mode de pansement, soit qu'elles amènent la mort du blessé, a-t-on le droit de s'écrier : la réunion immédiate ne réussit pas à Paris ! En tout ceci les mots ont exercé une grande et fâcheuse influence ; ceux de réunion primitive et secondaire sont d'origine assez moderne ; avec eux se sont introduites des idées que l'on fait remonter à tort jusqu'aux anciens. Celse dit bien que l'on doit se conduire comme pour les plaies dans lesquelles la suppuration ne doit pas être excitée ; mais il ne dit pas comme pour les plaies qui ne doivent pas suppurer. La différence est trop grande pour qu'elle ne soit pas sentie.

§ LIV. — Si l'erreur que nous signalons résulte souvent d'une fausse interprétation des règles posées par les maîtres de la science ; quelquefois aussi elle a été la conséquence de telle ou telle forme donnée aux parties molles. Sous ce rapport la méthode à lambeaux plus qu'aucune autre a de graves reproches à se faire ; et ces reproches reviennent presque toutes les fois qu'elle a voulu par un seul, mais vaste lambeau, satisfaire aux nécessités d'une grande plaie. N'est-ce pas ainsi qu'il faut expliquer le brusque abandon du premier lambeau de quelque importance qui fut taillé : celui de Verduin et de Sabourin ! Cette masse de chair considérable repliée sur elle-même à angle droit, remontant devant les extrémités du tibia et du péroné, et retenu par le double concours des emplâtres agglutinatifs et des sutures, était toute une hérésie chirurgicale. Malgré cela, et peut-être à cause de cela, ses inventeurs n'y renoncèrent qu'avec peine et après des essais qui durent coûter la vie à bien des blessés.

§ LV. — Entre les faits nombreux qui peuvent nous aider à rendre évidente et partant à combattre l'erreur que nous signalons, nous en trouvons un qui nous semble d'un haut intérêt, par la double autorité et du praticien célèbre auquel il est emprunté, et du citateur non moins célèbre qui le reproduit. « Dupuytren fit, il y a environ vingt-cinq ans, l'amputation du » bras dans l'articulation cubito-humérale ; il mit en usage son procédé » opératoire ; il ne tailla donc qu'un seul lambeau ; il était antérieur, fort » long et très-large ; il l'appliqua sur la surface dénudée ; il l'y maintint » avec des bandelettes agglutinatives ; cette tentative de réunion par pre- » mière intention offrait les plus grandes espérances de succès ; une in- » flammation aiguë se développa ; du pus fut abondamment sécrété ; la » cicatrice superficiellement formée, se rompit bientôt dans presque toute » son étendue ; les chairs, qu'il devint impossible de soutenir, se rétrac- » tèrent ; elles laissèrent presque toute l'extrémité inférieure de l'humérus » à découvert..... Guérison au bout de trois mois, après nécrose, exfolia- » tion, etc. » (Lisfranc, MÉD. OPÉR., t. I, p. 691.)

Cette observation est présentée par l'illustre chirurgien de la Pitié comme un témoignage de la puissance éliminatrice de la nature, s'appliquant au tissu osseux. Nous l'examinerons à un tout autre point de vue, et nous le ferons avec d'autant plus de soin que nous la trouvons dans un livre dont l'auteur est de ceux qui pensent et qui professent que la réunion immédiate primitive ne saurait avoir à Paris le succès qu'elle compte en Angleterre et à Montpellier. Le lambeau, qui joue un rôle important dans le fait de Dupuytren, était unique, antérieur, fort long et très-large ; il fut maintenu sur la surface dénudée par des bandelettes agglutinatives, et cette tentative de réunion par première intention offrait les plus grandes espérances de succès. Ce lambeau diffère de celui de Verduin par une circonstance essentielle et qui est tout à son avantage : sa direction. Il s'abaisse assez naturellement, et laisse en bas, lorsque le malade est couché, une large ouverture pour l'écoulement des diverses humeurs. Par tous les autres côtés, c'est le lambeau du chirurgien hollandais.

Nous venons de dire que le lambeau de Dupuytren laissait en arrière et en bas, suivant la position du blessé, une ouverture plus que suffisante pour l'écoulement de la sérosité d'abord, et du pus ensuite ; mais nous devons ajouter que cette ouverture n'a pas, aux yeux du grand chirurgien de l'Hôtel-Dieu, l'importance que nous lui accordons, car il la supprime immédiatement, et alors naissent tous les accidents rapportés. Le contraire seul nous aurait surpris. Ce lambeau, fort long et très-large, a été maintenu sur

la grande et irrégulière surface de l'humérus par des bandelettes agglutinatives. Qui ne conçoit que ces bandelettes, sous peine de ne pas maintenir
ce lambeau, devaient agir sur lui, assez nombreuses et avec assez de force
pour le tenir exactement appliqué sur l'os ? On voulait une réunion immédiate, et alors disparaît complétement l'ouverture qui devait donner issue
aux humeurs, en même temps que ce lambeau volumineux gêné dans son
gonflement inflammatoire par l'étreinte qui l'emprisonne, devient le siége
d'une douleur qui donne à l'inflammation une intensité et un caractère
d'où découlent tous les accidents que l'on déplore.

En présence d'une pareille manière de poursuivre la réunion immédiate,
on ne comprend pas que Lisfranc ait regardé cette tentative comme offrant
les plus grandes espérances de succès et qu'il ait cru devoir chercher
dans la constitution médicale de Paris, le secret de revers qu'il est aussi
facile d'expliquer qu'il était facile de les prévoir. On comprend d'autant
moins que Lisfranc n'ait pas apprécié ce fait d'une manière plus conforme
à la raison, que lorsqu'il s'occupe des bandelettes agglutinatives, en général il signale lui-même le danger qu'elles présentent, dans beaucoup
de cas, par leur nombre et par la constriction qui résulte de la tuméfaction
des tissus qu'elles recouvrent.—Ailleurs, p. 862, il va même plus loin ; car,
après avoir décrit un procédé de désarticulation coxo-fémorale qui donne
un lambeau antérieur et un lambeau postérieur, le premier plus long que
le second, il blâme ce procédé comme n'assurant pas au pus un écoulement
facile.

§ LVI. — Les faits qui précèdent se rattachent aux vastes lambeaux des
désarticulations. Les lambeaux des amputations dans la continuité des os,
appliqués et maintenus de la même manière, et poursuivant dans de grandes
amputations la chimère de la réunion immédiate primitive, n'ont pas un meilleur sort ; ils nous fournissent les mêmes enseignements. Dans les journées de
juin 1848, nous eûmes l'occasion d'assister un de nos confrères dans l'amputation d'une cuisse dont le fémur avait été brisé par une balle à la partie
supérieure de son tiers moyen. L'opération fut faite avec une grande habi-
leté. Le chirurgien crut devoir conserver un seul et vaste lambeau antéro-
interne, qui fut replié sur l'os scié, affronté au contour postérieur de la
plaie, et maintenu là par un nombre suffisant de bandelettes agglutinatives.
Les premiers jours qui suivirent l'opération se passèrent aussi bien que le
permettaient une nature nerveuse et un esprit très-préoccupé des graves
événements politiques qui s'accomplissaient. Les premiers pansements eux-
mêmes ne firent qu'augmenter les espérances. Du dixième au quinzième

jour seulement, plus de sensibilité, plus de pesanteur dans le moignon ; on
pût explorer toutes les parties avec soin. On donna alors issue à une certaine quantité de pus, que l'on supposa fourni par un foyer superficiel. Les
choses marchèrent ainsi jusque vers le trentième jour. La cicatrisation était
presque complète, mais l'état général laissait à désirer. Le malade avait toujours un peu de fièvre ; il était irritable, agité, dormait peu, manquait d'ap-
pétit, et son teint restait bilieux et terne. Cependant on engageait le blessé
à se nourrir, et avec toutes les précautions nécessaires, il passait, à sa
grande satisfaction, une partie de ses journées dans un vaste jardin. Il ar-
riva tel jour, le vingt-septième ou le vingt-huitième à dater de l'opération,
où le blessé n'avait jamais mieux été ; il disait même qu'il se serait cru
guéri si son moignon ne lui avait paru peser cent livres. La nuit suivante
ne fut pas bonne (insomnie, frissons, fièvre); elle vit naître et à partir de
cet instant on dut redouter une fièvre, et moins de vingt heures après nous
avions sous les yeux tous les signes d'une fièvre de résorption, et le malade
fut enlevé le cinquième jour, malgré les efforts réunis de plusieurs chirurgiens de renom, appelés pour conjurer cette catastrophe.

L'examen du moignon nous fut accordé ; il nous montra le travail de
cicatrisation presque achevé pour la peau et une grande étendue des parties musculaires périphériques ; mais il nous fit voir profondément un vaste
foyer purulent dans lequel plongeait l'extrémité de l'os. Nos convictions
étaient alors ce qu'elles sont aujourd'hui ; nous dîmes à notre confrère :
Croyez-vous que la constitution médicale ait rien à faire dans tout ceci?

Ne ressort-il pas de ces faits que la réunion immédiate, complète, franche, est non-seulement impossible dans les conditions que nous venons
d'indiquer, mais qu'elle ne saurait être tentée, sans faire courir aux blessés
des dangers incontestables. C'est tout au plus si, dans les plaies à deux
lambeaux d'égale longueur, ou dans les plaies circulaires, dont les lèvres
sont rapprochées par aplatissement, qu'on nous permette cette expression,
on pourrait citer quelques exemples d'une réunion immédiate primitive,
sans suintement d'aucune sorte. Presque constamment, au cinquième ou
sixième jour, les adhérences sont très-avancées, mais incomplètes, et la
suppuration est établie sur les autres points, et sans préjudice pour les ma-
lades. Le pus s'écoule facilement ; des pressions méthodiques en abrégent
la durée, en même temps qu'elles favorisent, qu'elles activent le reste du
travail adhésif.

Telle est la réunion qu'il faut poursuivre, parce qu'elle est possible, rationnelle. C'est le mode de réunion indiqué par Celse, celui dans lequel on

ne provoque pas la suppuration ; mais on l'accepte, en s'efforçant d'ailleurs d'en abréger la durée autant que cela est conforme aux exigences de la raison ; c'est le mode de B. Maggi, d'A. Paré, de Sahrp, d'Alanson, de B. Bell. En mettant les bandelettes agglutinatives en cause, nous n'avons pas méconnu l'importance des autorités qui se sont prononcées en leur faveur ; mais comme on ne contestera pas davantage la valeur de leurs adversaires, on conviendra que la discussion est encore possible. On nous dira que l'application des bandelettes est soumise à des règles qui ont prévu ces dangers ; que tous les auteurs recommandent d'éviter la constriction, et de réserver des vides pour le passage des humeurs. Que valent des règles qui ne sont pas applicables aux cas pour lesquels elles ont été faites, et que ne respectent pas les maîtres qui font école ? Était-il possible à Dupuytren de laisser à ses bandelettes le jeu dont on parle ? Que devenait alors l'application exacte et nécessaire de son vaste lambeau sur le reste de la plaie ? N'en était-il pas de même pour le praticien que nous avons cité ensuite ?

Les agrafes et la suture employées par Celse, la suture en croix d'A. Paré, toutes les autres espèces de suture appliquées par divers chirurgiens, ne présentent aucun des dangers inhérents aux bandelettes ; mais aussi la suture ne porte pas ses prétentions jusqu'à donner la réunion immédiate primitive. Qu'elle rapproche le contour d'une plaie circulaire ou les bords de deux lambeaux symétriques, elle le fait lâchement : « Oras jungit, quæ ne ipsæ quidem inter se contingere ex toto debent, ut si quid intus humoris concreverit, sit qua emanet. » Conséquente avec ce principe, elle ne s'appliquerait pas à un seul et vaste lambeau, replié sur lui-même, et multipliant comme à plaisir les semis qui deviennent plus tard des foyers, ne se vidant pas ou se vidant mal, et produisant tous les périls que résument les deux faits que nous avons cités. Il y a plus, dans ces deux cas encore, la suture, sagement établie, eût pu conduire à une guérison régulière, ce que n'ont pu faire les bandelettes. La suture lâche peut encore maintenir suffisamment les parties et conserver les issues nécessaires aux humeurs ; mais alors nous revenons à la réunion immédiate avec suppuration, parce qu'elle seule est possible après les amputations d'une certaine importance.

§ LVII. — Le travail que nous venons d'achever est l'œuvre d'une conviction sincère, avide de justice pour tous, pour les temps comme pour les hommes. Nous avons cherché à mettre en lumière tout ce qu'il y a d'erroné dans les livres et dans les esprits, sur ce qu'était la chirurgie au siècle d'Auguste, au moins en matière d'amputations. Nous croyons avoir démontré, par le texte même de Celse :

1° Qu'à cette époque l'art avait réalisé toutes les conquêtes qui sont considérées aujourd'hui comme donnant à ces opérations toutes leurs chances de succès : *A.* la compression des vaisseaux pendant l'opération pour suspendre le cours du sang dans le membre amputé; *B.* la rétraction de la peau, avec ou sans lien constricteur ; *C.* la division circulaire de cette peau et sa séparation, dans une étendue convenable, des masses musculaires sous-jacentes ; *D.* l'incision de celles-ci faite circulairement aussi et perpendiculairement à l'os ; *E.* la séparation des muscles profonds de l'os auquel ils adhèrent, manœuvre qui découvre ce dernier bien au-dessus du point où s'arrête la section des muscles ; *F.* le refoulement de toutes ces parties, muscles et peau, pour arriver au point le plus élevé de la portion découverte de l'os ; *G.* la section de l'os avec la scie ; *H.* la ligature des vaisseaux ; *I.* le nettoiement de la plaie, l'enlèvement, à sa surface, de tout corps étranger, même des moindres caillots de sang ; *J.* le rapprochement de toutes les parties molles, abaissées successivement, et de telle sorte que les muscles recouvrent entièrement l'os et que la peau recouvre entièrement les muscles ; *K.* l'application des agrafes et des sutures, agissant sans effort, sans tiraillement, n'amenant pas les lèvres de la plaie à un contact parfait, et assurant ainsi une issue facile aux humeurs qui pourront se développer ; *L.* l'application sur la plaie d'une éponge imbibée d'eau vinaigrée ; *M.* puis celle d'un bandage plus léger en été, plus fourni en hiver, et en toute saison assez serré pour être contentif, et assez lâche pour éviter toute compression fâcheuse ; *N.* en un mot, pour plusieurs de ces faits, comme pour tous ceux qui doivent suivre, le précepte d'agir comme pour les plaies dans lesquelles on ne doit pas exciter la suppuration ;

§ LVIII. — 2° Que par ce mode de pansement, en éloignant ce qui peut provoquer une suppuration abondante et retarder la cicatrisation, on ne cherchait pas à prévenir la formation du pus, et qu'une suppuration habilement restreinte dans sa quantité et dans sa durée était l'un des incidents naturels de la marche de la plaie vers la guérison;

§ LIX. — 3° Qu'à cette époque aussi, et sans s'éloigner du manuel opératoire exposé par Celse, il y avait déjà des chirurgiens ayant, quant au système de pansement, une opinion toute différente, puisqu'ils excitaient la suppuration ; l'antagonisme de la réunion immédiate consécutive et de la réunion médiate existait donc déjà;

§ LX. — 4° Que la réunion médiate n'était pas une conséquence obligée de l'emploi du fer sur les vaisseaux de la plaie, puisque B. Maggi prati-

quait la réunion immédiate consécutive, quoiqu'il se servît des fers incan-
descents ;

§ LXI. — 5° Que cette réunion médiate était, au contraire, une conséquence forcée de la compression hémostatique exercée directement sur la
bouche des vaisseaux. Héliodore, en effet, qui tamponnait dans les amputations à vaisseaux importants, ne pratiquait alors que la réunion médiate,
tandis qu'il employait la réunion immédiate consécutive toutes les fois que
les vaisseaux abandonnés à eux-mêmes ne faisaient redouter aucune hémorrhagie ;

§ LXII. — 6° Que, dans tous les cas, le mode de pansement de la réunion
médiate, surtout précédée du feu, entretenait sur les divers éléments de la
plaie une irritation considérable ; que la douleur, l'inflammation et les sup-
purations excessives, qui en étaient la suite, prolongeaient la durée du traitement, et trop souvent en rendaient l'issue funeste ;

§ LXIII. — 7° Que les accidents étant toujours proportionnés à la gran-
deur des plaies, à l'importance des vaisseaux béants à leur surface et au
voisinage des cavités splanchniques, on conçoit que les amputations faites
dans la continuité du fémur, et même celles de la continuité de l'humérus,
donnassent des résultats désastreux, et que des hommes d'un mérite incontestable en soient venus à les considérer comme nécessairement mortelles et
à les proscrire de la pratique ;

8° Que les mêmes conséquences se sont toujours reproduites, sous
l'empire des mêmes causes, que les opérateurs s'appelassent J.-L. Petit ou
Théden ;

§ LXIV. — 9° Que c'est aux déplorables résultats de cette pratique qu'il
faut attribuer le retour, sur ce point, aux doctrines de Celse, révolution
dans laquelle une si grande part revient au génie d'Alanson d'abord, à l'in-
telligente docilité de ses compatriotes ensuite ;

§ LXV. — 10° Que la méthode de la réunion immédiate consécutive a
une valeur qui se subordonne à son mode d'application, mais point aux cli-
mats, non plus qu'aux constitutions médicales ;

11° Qu'en France surtout on a eu le tort grave de la rendre respon-
sable des fautes de ceux qui croyaient d'ailleurs l'appliquer avec sincérité ;

12° Que par cette méthode on n'a jamais songé, dans les amputations de
quelque importance, à obtenir une réunion immédiate primitive ; que,
dans ces cas, une réunion immédiate consécutive est tout ce qu'elle am-
bitionne ;

13° Que le dernier mot n'est pas dit sur la valeur relative des bandelettes

agglutinatives et de la suture, considérées comme agents de la réunion cel-
sienne ;

14° Que de Celse à J.-L. Petit, et sans en excepter Botal, les chirurgiens
n'ont jamais méconnu la nécessité, dans les amputations, de conserver plus
de peau que de muscles, et plus de muscles que d'os ;

§ LXVI. — 15° Que les divers modes d'amputation imaginés successivement par J.-L. Petit, Louis, Alanson, B. Bell, Desault, etc., ne sont que la
reproduction involontaire des procédés de leurs devanciers, qui presque
tous, c'est Paré qui nous le dit, attachaient bien plus d'importance aux actes
qu'aux descriptions ;

16° Qu'après tant d'essais, l'expérience est à la veille de rendre un jugement qui ralliera tous les bons esprits à la méthode de Celse, dont le mérite
est à la fois de laisser à chaque partie le développement qu'elle doit avoir,
et de diminuer, autant qu'elle peut l'être, la lésion faite à chacune d'elles ;

§ LXVII. — 17° Que la méthode d'amputation à lambeaux remonte pour
nous à la même époque ; que le procédé décrit par Héliodore est le meilleur, et par son exécution et par ses résultats ; qu'en principe la méthode
des lambeaux donne toujours une aire de plaie plus considérable que celle
qui résulte de la méthode circulaire ; que cet inconvénient, atténué par les
avantages propres aux deux lambeaux, est des plus graves avec un lambeau
unique ; qu'il a tué le procédé de Verduin, et qu'avec le temps il conduira à
l'abandon de tous les procédés de la même nature ;

§ LXVIII. — 18° Que si la ligature des vaisseaux des amputés remonte
non-seulement à Celse, mais bien au delà de cet auteur, nous ne mécon-
naissons pas que le feu et les caustiques fussent employés par d'autres ;
que cette pratique a eu des résultats affligeants, lorsque surtout on lui as-
sociait le système du tamponnement de la peau ;

§ LXIX. — 19° Que, quant aux désarticulations, elles reprennent chaque
jour une partie de la faveur qu'elles eurent dans l'antiquité ; que ce fait est
justifié par des avantages réels, dont le plus considérable est la moindre lésion
des os ;

§ LXX. — 20° Que si ces avantages ont été niés par quelques hommes
éminents, c'est que, dans l'analyse des faits, ils confondaient involontai-
rement ce qui doit toujours rester distinct, la plaie et le pansement ;

21° Que cette confusion a été d'autant plus préjudiciable aux amputations
dans les articles que celles-ci appellent naturellement la méthode à lambeaux, et que trop souvent on leur a fait l'application du procédé le plus
défectueux de cette méthode, celui à un seul lambeau ;

§ LXXI. — 22° Enfin que cette longue étude, embrassant dix-huit siècles, nous montre la méthode, la raison, le progrès réel, au point de départ,
à l'époque de ce Celse dont Fabrice d'Aquapendente a dit : *Nocturnâ versate manû, versate diurnâ.*

§ LXXII. — C'est par les études que nous nous étions préparé à la re-
cherche d'une méthode de désarticulation évitant les inconvénients les plus
graves dont nous semblent entachés les méthodes et les procédés connus.
Ces inconvénients se rattachent à trois chefs principaux : la pratique de
l'opération ; la forme et l'étendue de la plaie ; le mode de pansement appliqué à cette dernière. Grâce à Dieu, nous ne sommes plus aux jours où les
opérations chirurgicales et les amputations en particulier s'escamotaient ;
où une montre était à l'amphithéâtre un meuble essentiel ; où, la célérité
passant avant tout, il fallait à la fois être en mesure de provoquer ses rivaux
et d'accepter leurs défis à des luttes de prestidigitation. La raison a fait
justice de ces travers, et aujourd'hui on ne veut être prompt qu'à la condition d'être sûr de ce que l'on fait, et de le faire pour le plus grand bien des
blessés. D'un autre côté, tous les hommes qui font de la chirurgie n'ont pas
l'habitude, et partant l'assurance que donne la pratique incessante des
hôpitaux. Le plus ou le moins de difficultés d'une méthode ou d'un procédé
n'est donc pas une considération qu'il faille dédaigner.

§ LXXIII. — A ce titre, la méthode dite ovalaire a été attaquée, à bon
droit, par des chirurgiens d'une grande autorité : elle exige que le couteau
agisse toujours obliquement ; elle décrit autour des membres des portions
de spirale qui demandent une sûreté de main peu commune, sans que le
résultat rachète ces difficultés, puisque sa plaie ne se place entre celles de
la méthode circulaire et de la méthode à lambeaux qu'en se privant de ce
que chacune d'elles a de plus important.

§ LXXIV. — La méthode à lambeaux forme, avec la méthode ovalaire,
un contraste frappant par la facilité de son exécution ; mais avec quelque raison, on reproche à ses procédés les plus usités l'incertitude de leurs
résultats. Tantôt on voit tailler des lambeaux qu'il faut raccourcir après
coup ; tantôt on constate que l'erreur opposée est commise, et commise
sans remède. La méthode circulaire, moins difficile que la première, plus
sûre de ses résultats que la seconde, a cependant le tort grave de ne conduire facilement à la jointure que par un sacrifice trop considérable des
parties molles, ou de ne laisser à ces dernières une longueur favorable à
la cicatrisation qu'en rendant l'accès de l'articulation très-laborieuse.

C'est en tenant compte de ces diverses circonstances que l'opinion s'est

prononcée pour la méthode à lambeaux, à laquelle elle accorde une préférence incontestée. A quelque jointure que l'on applique cette méthode, on
lui demande toujours un ou deux lambeaux.

§ LXXV. — On a vu quelles considérations nous conduisent, en principe, à repousser la formation d'un seul lambeau, toutes les fois qu'il s'agit
d'un article de quelque importance, et pour nous cette importance commence aux jointures métacarpo et métatarso-phalangiennes. Les deux lambeaux ont l'avantage d'être moins longs, de se rapprocher sans effort et de
se prêter facilement à l'action méthodique des bandelettes, et mieux encore
à celle de la suture.

§ LXXVI. — Trois procédés différents sont mis en usage pour la formation des deux lambeaux : le premier plonge le couteau ou le bistouri, de la
pointe au talon, dans l'épaisseur des chairs, en longeant l'une des faces de
la jointure, et en se rapprochant le plus possible des os. Lorsque l'instrument a traversé les parties de part en part, il est conduit en bas et vers la
peau, et taille ainsi un premier lambeau. Celui-ci étant relevé, l'instrument
détruit les liens articulaires, traverse la jointure, et en rasant les os en arrière, comme il l'avait fait en avant, il forme le second lambeau, en même
temps qu'il détache tout à fait du reste du corps la partie du membre dont
le sacrifice est devenu nécessaire. Ce procédé, séduisant par la facilité et la
promptitude de son exécution, s'est appliqué à presque toutes les jointures,
et compte en ce moment plus de partisans qu'aucun autre. Trois reproches sérieux cependant peuvent lui être faits : il taille les lambeaux un peu
au hasard, et les donne tantôt trop longs, tantôt trop courts. Il agrandit
sans nécessité la surface de la plaie et la lésion des parties molles; enfin
presque toujours il divise le faisceau vasculaire principal dès le point le
plus élevé de la plaie, circonstance fâcheuse dans tous les cas, et pleine
de dangers lorsqu'il s'agit de l'épaule, et surtout de la hanche.

Le second procédé taille le premier lambeau de dehors en dedans, de
son sommet à sa base ; pour le reste il se conduit comme le précédent, et
comporte les mêmes observations.

§ LXXVII. — Le troisième procédé est, quant à présent, le plus ancien
dans la science, puisque nous le trouvons décrit par Héliodore. Moins en
vogue que les deux premiers, sans doute parce qu'il n'a pas ce qu'on
nomme leur brillant, il leur est bien supérieur par ses résultats. La longueur
qu'il veut donner aux lambeaux étant déterminée, il commence au point
même qui formera leur extrémité libre, par une incision circulaire de la
peau et des parties molles allant jusqu'à l'os, ou jusqu'aux os, par les deux

sections de Celse ; sur cette incision circulaire, il abaisse deux incisions longitudinales qui forment les bords de chaque lambeau, comme elles en déterminent la longueur par leur étendue. Le couteau détache l'un de ces lambeaux de son extrémité libre à sa base, et en rasant l'os ; arrivé à la jointure, il l'ouvre, la traverse et la contourne en arrière, de manière à détacher le second lambeau avec les mêmes précautions qui ont été prises pour le premier.

Dans cette opération tout est précis, certain ; rien n'est laissé au hasard du couteau ; les parties molles sont en totalité dans les lambeaux ; leur section ayant été faite perpendiculairement à l'axe de la partie, elles sont moins lésées que par les coupes obliques des deux premiers procédés ; les vaisseaux eux mêmes, conservés dans l'épaisseur et dans toute la longueur des parties molles, sont moins accessibles à l'inflammation qui trouve si souvent en eux la voie qui leur permet de s'étendre, d'arriver aux troncs des cavités splanchniques et de produire alors des désordres qui font le désespoir de l'art.

§ LXXVIII.—Ce procédé, nous le répétons, est bien supérieur aux deux précédents. C'est en nous pénétrant de sa supériorité et de ses avantages, que nous sommes arrivé à croire que ceux-ci pouvaient encore être augmentés par une modification qui simplifie le procédé d'Héliodore. C'est cette modification qui constitue toute la méthode que nous proposâmes en 1841. Nous pensâmes qu'il serait toujours possible de supprimer l'une des deux incisions longitudinales ; que la jointure n'en serait pas plus difficilement atteinte, ouverte et traversée, et que si cette méthode résistait à ce reproche, le seul qu'on pût lui adresser, elle se ferait de nombreux partisans. Ces deux incisions circonscrivent un vaste lambeau enveloppant l'articulation à laquelle il adhère ; pour détacher ce lambeau, un aide ou l'opérateur lui-même en saisit l'un des angles, le tire en dessous et en haut pour favoriser l'action du couteau ou du bistouri qui le détache jusqu'à la jointure. On fait de même pour l'angle opposé ; dans l'un et l'autre cas, la rotation de l'os facilite cette manœuvre ; on arrive bientôt à l'articulation que l'on traverse, et l'on extrait l'os complétement décharné.

§ LXXIX. — Dans cette méthode, les vaisseaux et les nerfs principaux ne sont atteints qu'une fois, dans un point circonscrit, et par une section franche, celle qui résulte de l'incision circulaire ; dans le reste de la longueur du lambeau, ils sont perdus dans les parties molles et y conservent leurs rapports naturels. La ligature placée sur les artères ne pénètre pas profondément dans la plaie ; établie sur les bords de l'une des deux incisions, ses fils se portent au dehors par un trajet très-court. La plaie, qui paraît avoir une étendue considérable, est inférieure en réalité à toutes les plaies que donnent les divers procédés à lambeaux.

Après l'opération et lorsque les parties sont rendues à leur position naturelle, cette plaie se réduit de beaucoup par un rapprochement spontané, et quelques points de suture très-lâches suffisent pour maintenir les rapports nécessaires à une prompte guérison.

§ LXXX. — Plusieurs des personnes qui ont vu appliquer cette méthode sur le cadavre ont exprimé la crainte que ces parties molles fussent trop considérables, et que ces deux angles droits du lambeau ne génassent la cicatrisation, ou du moins ne donnassent une cicatrice difforme. Ces craintes ne sont pas fondées ; la nature se charge d'émousser les angles et de réduire les parties molles. La rétraction spontanée constante des chairs en pareil cas est un phénomène auquel on ne songe pas assez, et bien des lambeaux jugés convenables lorsqu'ils viennent d'être taillés montrent leur insuffisance quelques jours après.

§ LXXXI. — Lorsque nous proposâmes cette méthode en 1841, nous ne nous dissimulâmes pas que la théorie, fortifiée de quelques amputations d'un ordre secondaire sur l'homme et de quelques désarticulations plus importantes sur les chiens, était la seule base sur laquelle elle s'appuyât encore, et qu'elle ne pourrait prétendre à prendre rang dans la médecine opératoire qu'après avoir été appliquée à quelque grande jointure de l'homme. Aussi nous engageâmes nos confrères à l'essayer sur le cadavre, espérant que les tentatives les détermineraient à la mettre en pratique sur le vivant. Les tentatives ont-elles été faites ? Nous ne saurions le dire ; seulement nous croyons qu'il nous a été réservé d'en faire la première application sur une grande jointure de l'homme, plus de sept ans après la publication de la lettre qui la faisait connaître.

Nous nous plaisons à répéter que cette occasion tant attendue nous a été fournie par l'affectueuse confraternité de notre collègue M. le professeur Marchal (de Calvi). Dans les journées de juin, un jeune garde mobile avait eu le bras gauche brisé par une balle dans sa partie supérieure. M. Marchal espéra sauver ce membre ; son traitement fut dirigé dans ce sens, et les premiers jours permirent de croire que le succès couronnerait cette tentative. Mais bientôt les accidents se développèrent, et leur gravité devint telle qu'il fallut revenir à la pensée d'amputer, et d'amputer dans l'articulation scapulo-humérale. Le 7 juillet nous procédâmes à cette opération, sans nous écarter en rien des règles que nous avions tracées en 1841. Le malade assis et maintenu sur un siége, l'artère sous-clavièvre comprimée sur la première côte par un aide placée à droite du blessé, le bras malade fut élevé horizontalement, un aide embrassa son extrémité supérieure et en tira les téguments avec force. La section circulaire de la peau et du tissu cellulaire superficiel fut faite au niveau de l'attache humérale du deltoïde; entraînés par les efforts de l'aide, les tissus divisés remontèrent de près de 3 c.; c'est là et en longeant le contour de la peau que le couteau divisa toutes les autres parties, muscles, vaisseaux et nerfs, en allant jusqu'à l'os, d'un seul coup et circulairement, encore. Cela fait, l'aide qui avait pris part à la section circulaire abandonna les parties qu'il avait maintenues et relevées, et nous procédâmes seul à l'incision longitudinale : de la main gauche nous tendîmes les muscles et la peau en les appliquant sur l'humérus, et de la main droite, portant le couteau à la partie postérieure de la plaie, nous divisâmes toutes les parties en allant jusqu'à l'os, et après l'avoir suivi dans toute sa longueur nous dépassâmes la jointure de près de 3 centim. Prenant alors l'angle supérieur du lambeau, nous l'écartâmes pendant que le couteau détachait les parties molles de l'humérus en râclant en quelque sorte ce dernier. Pendant cette manœuvre, et pour y aider, on portait l'os dans la rotation en dehors. Nous prîmes de la même manière l'angle inférieur du lambeau; nous isolâmes de même l'humérus en arrière, en bas et même en avant ; l'os, cette fois, fut porté dans la rotation en dedans. Nous n'eûmes plus ensuite qu'à ouvrir l'articulation et à en séparer l'humérus, ce qui s'exécuta avec la plus grande facilité. Après la ligature de l'humérale et de la circonflexe, les parties furent abandonnées à elles-mêmes et présentèrent l'aspect qu'elles auraient eu après une amputation circulaire de l'humérus faite au-dessus de l'attache deltoïdienne; trois points de suture rapprochèrent lâchement les bords de l'incision longitudinale, deux autres firent de même pour l'incision circulaire ; un linge largement fenêtré, un gâteau de charpie, quelques compresses et le spica de l'épaule complétèrent le premier appareil.

Avant d'aller plus loin, nous devons dire qu'au moment de l'opération l'état du blessé était des plus inquiétants ; les douleurs, la fièvre, l'insomnie étaient extrêmes depuis une semaine. Les premier et second jours se passent d'une manière satisfaisante ; le troisième, nous levons le premier appareil : les parties sont en bon état ; l'agglutination est avancée dans la plaie postérieure; la plaie inférieure fournit un pus de bonne nature, et dont rien ne gêne l'écoulement. Le cinquième jour, il y a de la rougeur et de la tuméfaction à la partie antérieure et interne du moignon. (Cataplasmes émollients.) Le septième jour, cet accident se dissipe. Le neuvième, la plaie inférieure ne laisse rien à désirer : le bourgeonnement est considérable et d'un bon aspect; la suppuration est des plus louables. Le dixième jour, nous constatons un affaissement sensible du moignon. Les jours suivants, la guérison poursuit sa marche régulière. Le seizième jour, la plaie postérieure est entièrement cicatrisée. Le vingt-deuxième jour, la plaie inférieure n'est plus qu'un pertuis fournissant peu de pus. Lorsque, le 24 octobre suivant, j'eus l'honneur de présenter ce blessé à l'Académie nationale de médecine, son moignon fixa l'attention des chirurgiens de cette savante compagnie; il était remarquable par son relief; on comprenait, en le voyant, que la cavité glénoïde avait toujours été recouverte et abritée, circonstance d'une valeur incontestable. La plaie postérieure avait laissé une cicatrice si réduite qu'on ne pouvait croire qu'elle avait eu l'étendue que nous avons indiquée; quant à la plaie circulaire, au lieu de se fermer par un froncement régulier, elle avait donné une cicatrice longue de 7 à 8 centimètres et décrivant une courbe régulière à convexité inférieure. Cette disposition, résultat de la rétraction naturelle des parties internes, était si marquée, que tout le monde crut voir le moignon d'une désarticulation faite par le procédé de Delafaye, qui consiste à faire un lambeau deltoïdien carré (voy. fig. 1re).

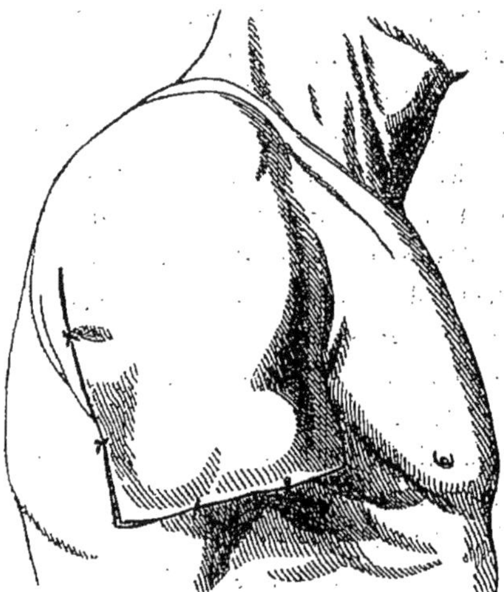

Fig. 1. — Forme du moignon de l'épaule après la désart. scapulo-humérale. Les deux plaies sont réunies par la suture à points séparés. — (Par erreur on a oublié de changer le côté de cette figure, prise dans notre *Lettre* de 1841 (voy. plus loin), pour correspondre à l'obs. précitée, mais on suppléera facilement à cette omission.)

§ LXXXII. — Ce fait justifie les espérances que nous fondions sur cette méthode, et il les justifie par les considérations que nous avions entrevues et que nous avons exposées. Deux d'entre elles dominent ici : la protection réservée à la cavité articulaire béante dans la plaie, et les conditions dans lesquelles les vaisseaux et les nerfs sont divisés d'abord et respectés ensuite. On diminue ainsi de beaucoup les causes d'irritation, et par suite d'inflammation. Cette inflammation est surtout diminuée au profit des profondeurs de la plaie ; là le couteau n'a atteint que ce qu'il ne pouvait éviter ; entre des parties molles, destinées à faire partie du moignon, et un os condamné, sa conduite a été facile, elle a toujours eu pour but de ménager les premières et de sacrifier le second. Aussi nous avons dit que nous *raclions* l'os, et nous ne trouvons pas d'autre expression pour rendre cette action de l'instrument tranchant qui voudrait glisser entre l'os et son périoste.

§ LXXXIII. — La désarticulation coxo-fémorale ressemble beaucoup à la précédente ; plus qu'elle encore elle ne peut s'exécuter sans produire une large plaie, et pour elle surtout l'importance des principaux vaisseaux et leurs rapports avec la cavité abdominale appellent l'attention sur tous les procédés qui se proposent de diminuer l'inflammation de ces parties et les graves complications qu'elle enfante. Pour cette jointure, nous faisons la section circulaire de la peau à 8 ou 10 centimètres au-dessous de la rainure périnéo-crurale ; les muscles sont coupés 4 centimètres au-dessus de la peau (fig. 2) ; l'incision longitudinale est placée en dehors du fémur, et prolongée 3 cent. au-dessus du sommet du trochanter. Les parties molles sont détachées en avant et en arrière, comme à l'épaule, et en s'aidant de la rotation de l'os tour à tour en dehors et en dedans. Un coup de couteau en contournant le trochanter divise tous les tendons qui se fixent à cette apophyse, et on arrive ainsi à l'articulation dont le ligament capsulaire se présente de tous les côtés au tranchant de l'instrument (fig. 3).

Les figures qui accompagnent notre *Lettre* de 1844 (1), et que nous reproduisons ici, n'ont rien omis de ce qui pouvait rendre complète la démonstration de cette opération ; les unes montrent le mode opératoire (fig. 2, 3 ; p. 46, 47), les autres font voir les résultats de l'opération et l'aspect du moignon (voy. les fig. 4, 5, 6 ; p. 48, 49, 50).

Pour les articulations huméro-cubitale et fémoro-tibiale, nous plaçons l'incision longitudinale au côté externe (fig. 7 ; p. 51). Il en est de même pour les jointures métacarpo-phalangiennes du pouce, de l'index et de

---

(1) NOUV. MÉTH. D'AMPUTAT. DANS LA CONTIGUÏTÉ.

l'auriculaire (fig. 8 et 9 ; p. 51, 52), métatarso-phalangiennes du premier
et du cinquième orteil (fig. 10 et 11 ; p. 52, 53). Aux mêmes jointures, pour
le médius et l'annulaire, à la main (fig. 12 ; p. 54); pour les deuxième,
troisième et quatrième orteils au pied, nous plaçons cette incision à la face
dorsale. Nous la plaçons indifféremment sur le côté externe ou interne
pour les articulations interphalangiennes du pied et de la main.

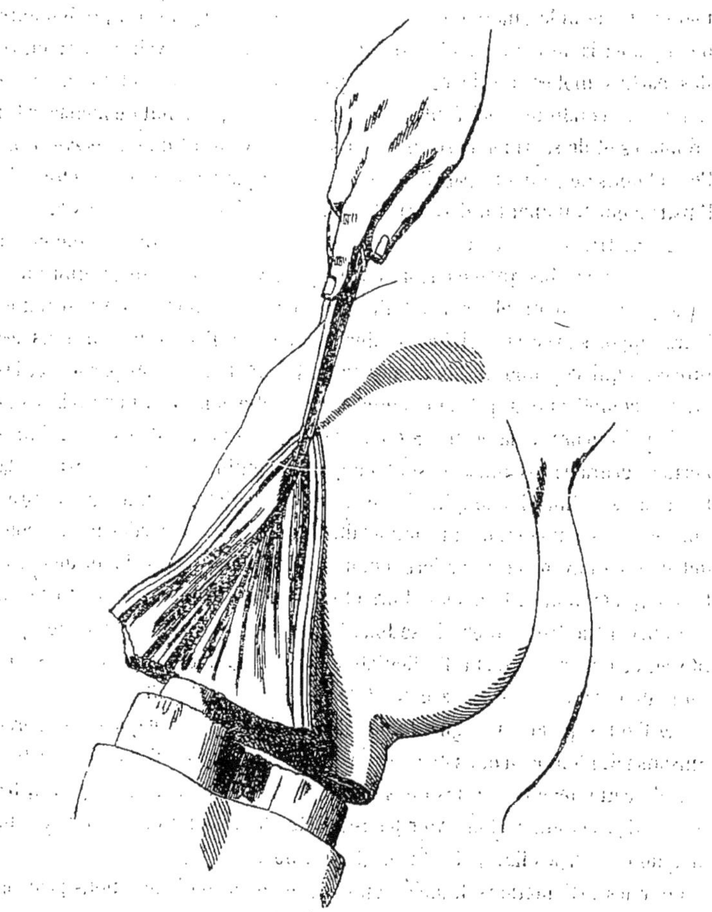

Fig. 2. — L'incision circulaire a été faite en deux temps ; — l'incision longitudinale vient d'être faite de bas en haut ; — la pointe
du couteau est encore dans l'angle supérieur de cette incision. — Cette incision longitudinale, qui est faite de bas en
haut pour le membre gauche, doit être pratiquée de haut en
bas pour le membre droit.

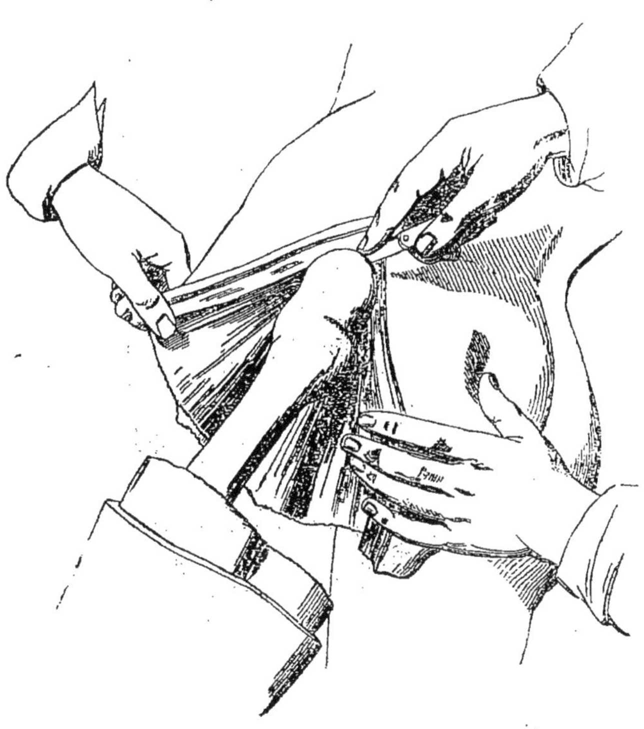

Fig. 3. — Les deux lambeaux viennent d'être détachés. — L'antérieur est écarté par la main d'un aide; le postérieur par la main gauche de l'opérateur. — En ce moment, le couteau divise les muscles qui tiennent encore au grand trochanter, et, d'un second coup, incise le ligament capsulaire dans sa partie supérieure.

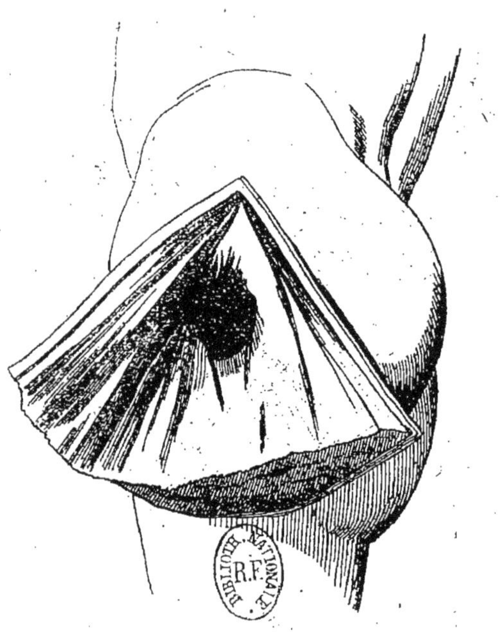

Fig. 4.    Forme de la plaie lorsque le fémur vient d'être enlevé.

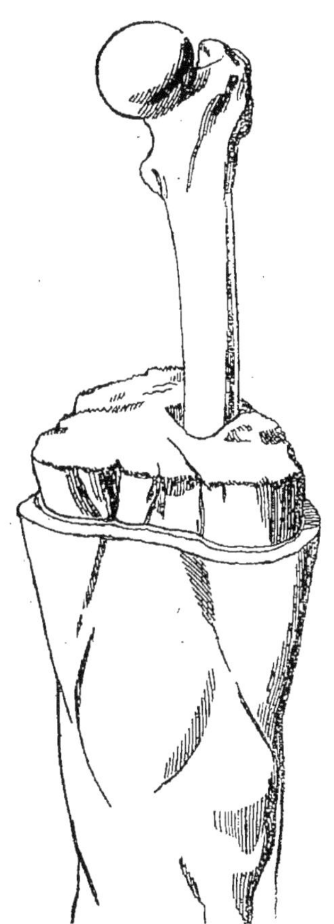

**Fig. 5.** — État du fémur qui vient d'être désarticulé par ce procédé.

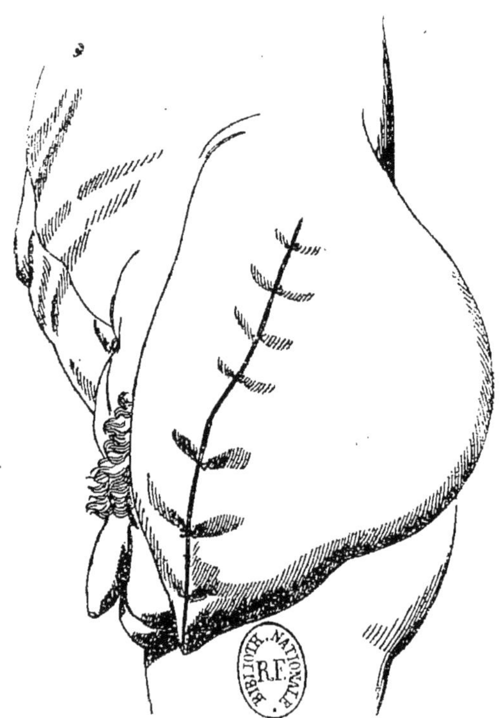

BIBLIOTH. NATIONALE R.F.

Fig. 6. — Forme du moignon après la réunion au moyen de la suture
à points séparés.

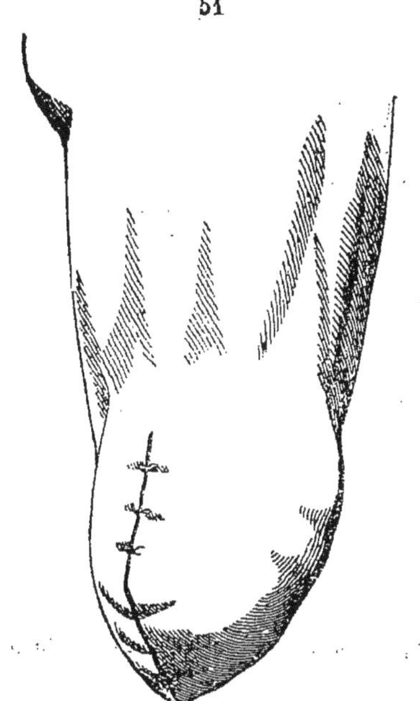

Fig. 7. — Moignon du genou ¡droit après la désarticulation et la réunion par la suture.

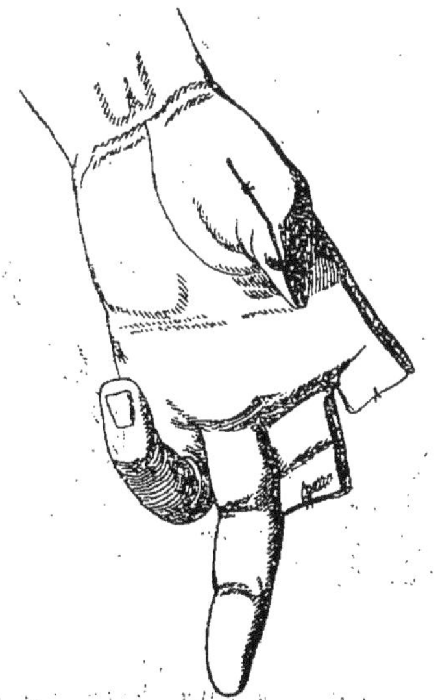

Fig. 8. — Amputation métacarpo-phalangienne du pouce et de l'indicateur, phalango-phalangienne du médius.

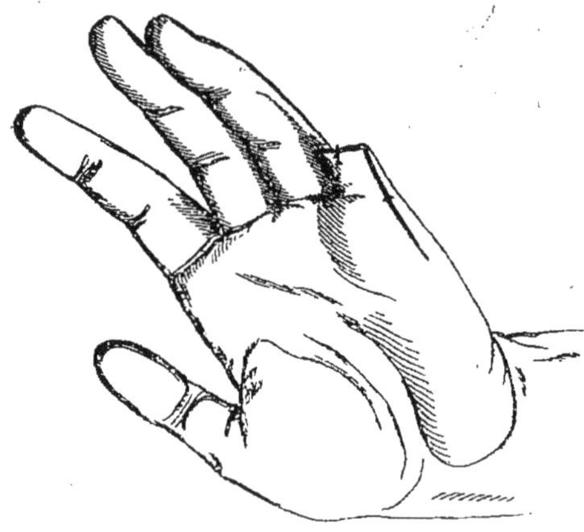

Fig. 9. — Amputation métacarpo-phalangienne du doigt auriculaire.

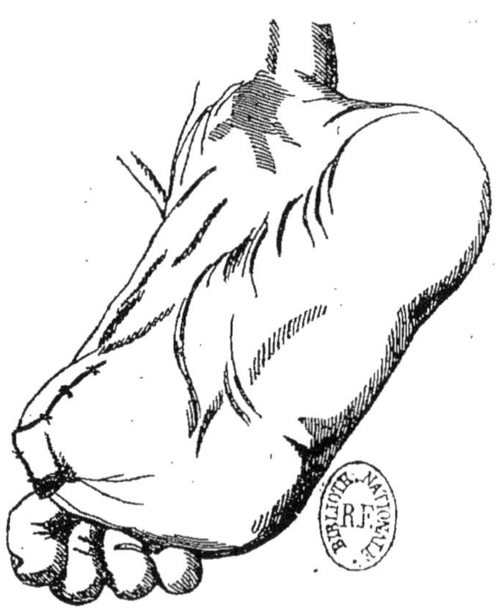

Fig. 10. — Amputation métatarso-phalangienne du gros orteil.

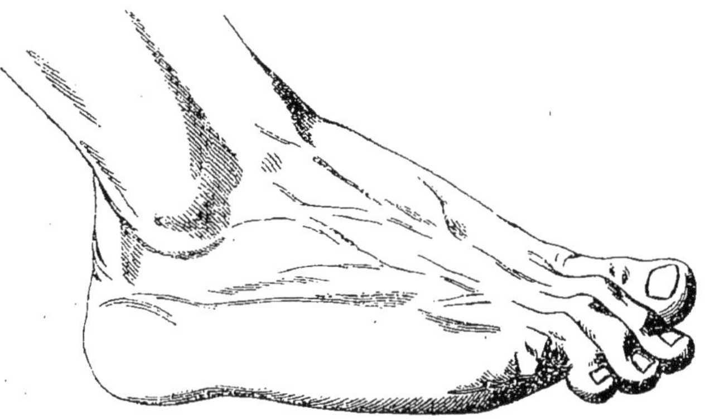

Fig. 11. — Amputation métatarso-phalangienne du cinquième orteil.

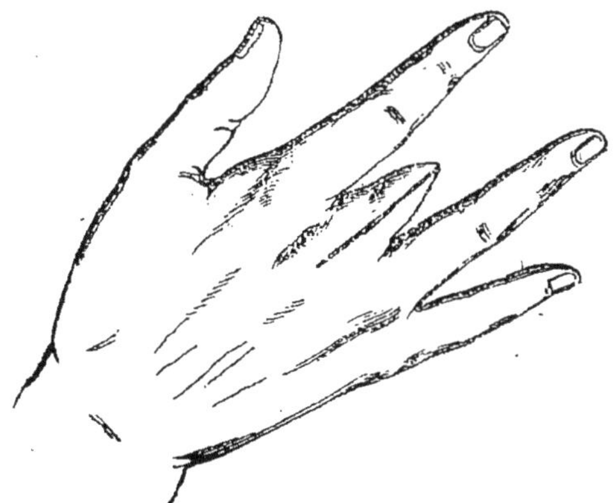

Fig. 12. — Amputation métacarpo-phalangienne du doigt médius de la
main gauche. — L'opération et son résultat seraient les
mêmes pour l'articulation métacarpo phalangienne du doigt
annulaire.

FIN.

BIBLIOTHÈQUE NATIONALE R.F. IMPRIMÉS.

# TABLE DES MATIÈRES.

§ XXIII. — Archigène énumère les cas qui peuvent nécessiter l'amputation.
Il prescrit de n'amputer qu'après la compression ou la ligature des
vaisseaux ; de relever avec force la peau d'abord, les muscles ensuite.
Il cautérise les vaisseaux et panse comme pour les plaies qui doivent
suppurer.                                                              15

§ XXIV. — Héliodore, pour prévenir les dangers de l'hémorrhagie pendant
l'opération, divise d'abord les parties du membre les moins pourvues
de vaisseaux, puis scie l'os, et enfin finit par la section du reste des
chairs. Son pansement varie suivant l'importance des vaisseaux divisés ; si ceux-ci sont considérables, il panse comme pour les plaies
suppurantes, parce qu'il oppose à l'hémorrhagie la compression exercée directement sur les orifices des artères à l'aide de linges repliés
sur eux-mêmes. Si la ligature des vaisseaux peut être omise sans
danger, il rapproche les chairs et les fixe par la suture. Cet auteur
décrit avec précision l'ablation des doigts par la méthode à lambeaux
(procédé des deux lambeaux, l'un supérieur, l'autre inférieur).        16

§ XXV. — Nous ne trouvons rien d'important dans Paul d'Ægine. — Albucasis
regarde comme mortelles les amputations faites au-dessus du genou
et même au-dessus du coude. Il redoute tellement l'hémorrhagie,
malgré qu'il n'ampute qu'entre deux ligatures, qu'il veut que, sans
attendre la fin de l'opération, l'on applique le fer ou les poudres hémostatiques sur les vaisseaux à mesure que le couteau les divise.      17

§ XXVI. — Guy de Chauliac, le premier, et à propos des amputations, men-
tionne les inhalations anesthésiques employées par quelques chirurgiens avant la pratique des opérations longues et douloureuses.        Ib.

§ XXVII. — Barth. Maggi l'un des premiers parle des couteaux rougis au
feu ; il le blâme ; il préfère le couteau ordinaire bien tranchant ; cependant il ne scie l'os qu'après avoir passé sur la plaie un cautère en
faucille, et lorsque l'amputation est achevée, il cautérise de nouveau
les vaisseaux avec des cautères olivaires ou sphériques, suivant l'indication. Cet auteur insiste sur la nécessité de conserver assez de peau
et de parties musculaires pour que le pansement les ramène sans
peine sur l'os qu'elles doivent recouvrir tout à fait, ce qui facilite et
abrége la guérison.                                                    18

§ XXVIII. — A. Paré donne les mêmes conseils ; de plus il lie les vaisseaux
et réunit les lèvres de la plaie par deux points de suture disposés en
croix.                                                                 Ib.

§ XXIX. — Botal imagine sa machine à amputation. — Jacob l'emploie et
en fait l'éloge ; elle est cependant abandonnée, surtout après que Fabrice de Hilden eut exposé toutes les conséquences funestes qu'elle
avait et qu'elle devait avoir. Fabrice de Hilden condamne également
la suture de la plaie.                                                  20

mitive n'est pas moins supérieure à la secondaire. — En France surtout, beaucoup de chirurgiens sont encore éloignés de la réunion immédiate, tout en reconnaissant qu'elle donne aux Anglais d'incontestables succès. — Autrefois la cautérisation des vaisseaux n'avait pas pour conséquence obligée l'emploi de la réunion secondaire. — C'est ce qui avait lieu, au contraire, lorsque la compression directe sur la bouche des artères était le moyen hémostatique mis en usage. — Ces deux faits sont établis par Héliodore.

---

# INDICATION DES FIGURES.



FIN DE LA TABLE.

# ERRATA.

Page 5, ligne 3. Au lieu de : *prævidendum*, lisez : *præcidendum*.

P. 5, l. 8. Ajoutez : *ut*, avant : *in vulneribus*.

P. 5, l. 29. Au lieu de : *vous*, lisez : *nous*.

P. 6, l. 20. Au lieu de : *ritus*, lisez : *ictus*.

P. 6, l. 32. Au lieu de : *retendum*, lisez : *utendum*.

P. 6, l. 33. Au lieu de : *quo*, lisez : *quæ*.

P. 7, l. 25. Au lieu de : *conserenda*, lisez : *consuenda*.

P. 7, l. 35. Au lieu de : *exidater*, lisez : *excidatur*.

P. 8, l. 34. Au lieu de : *peut étre*, lisez : *être*.

P. 10, l. 16. Au lieu de : *qua*, lisez : *quatenus*.

P. 10, l. 18. Au lieu de : *tota*, lisez : *toto*.

P. 11, l. 33. Au lieu de : *tension*, lisez : *réunion*.

P. 12. Mettez le § XV avant *Fascia*.

P. 13, l. 4. Au lieu de : *ea*, lisez : *eam*.

P. 13, l. 32. Au lieu de : *si inflammatio ne est*, lisez : *si in eo inflammatio est.*

P. 14, l. 11. Après : *purgato*, ajoutez : *vulneribus*.

P. 14, l. 17. Au lieu de : *pleniore*, lisez : *plenioribus*.

P. 19, l. 9. Au lieu de : *iri*, lisez : *in*.

P. 20, l. 12. Après *remarquable traité*, ajouté : (*De curandis vulneribus sclopetorum*, publié plusieurs fois à Lyon et à Venise).

P. 20, l. 23. Au lieu de : *revocata*, lisez : *revocato*.

P. 20, l. 36. Au lieu de : *rationales*, lisez : *ratione*.

P. 21, l. 25. Au lieu de : *des articulations*, lisez : *des désarticulations*.

P. 21, l. 33. Au lieu de : *que tous les auteurs vont trop loin*, lisez : *que l'expression* chez tous les auteurs *est trop absolue.*

P. 22, l. 16. Au lieu de : *meck*, lisez : *nuck*.

P. 23, l. 18. Au lieu de : *ils pansaient*, lisez : *il pansait*.

P. 28, l. 14. Au lieu de : *trouvées*, lisez : *tracées*.

P. 30, l. 26 : Au lieu de : *saindoux*, lisez : *sindons*.

P. 34, l. 0. Au lieu de : *le moignon; on peut explorer*, lisez : *le moignon, en firent explorer.*

P. 34, l. 4. Au lieu de : 30ᵉ *jour*, lisez : 25ᵉ *jour*.

P. 34, l. 13. Effaçez : *elle vit naître et.* Au lieu de : *redouter une fièvre et,* lisez : *redouter quelques accidents graves;*

P. 35, l. 25. Au lieu de : *semis,* lisez : *sinus.*

P. 36, dernière ligne. Au lieu de : *fer,* lisez : *feu.*

P. 39, l. 5. Au lieu de : *les,* lisez : *ces.*

P. 41, l. 14. Au lieu de : *leur,* lisez : *lui.*

P. 45, l. 34. Avant : *Par ces articulations,* lisez : § **LXXXIV.**

---

*N. B.* — Les personnes qui voudront recourir au texte original de Celse, ou lire, dans une traduction les passages cités par moi dans ce mémoire, recourreront avec avantage à l'excellente édition publiée, par **M.** Chaules des Étangs, dans la collection Nisard. Paris, 1846. In-8°.

www.ingramcontent.com/pod-product-compliance
Ingram Content Group UK Ltd.
Pitfield, Milton Keynes, MK11 3LW, UK
UKHW021651130726
13696UKWH00004B/1540